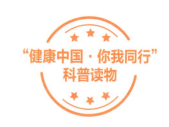

"健康中国·你我同行"
科普读物

成年"心"事
活出自在

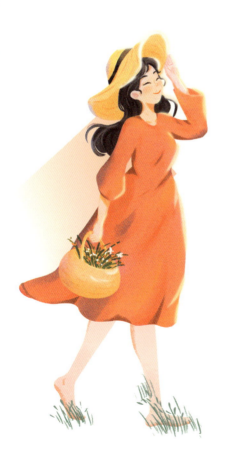

国家卫生健康委宣传司 组织编写

谢斌 赵敏 主 编

人民卫生出版社
·北 京·

图书在版编目（CIP）数据

成年"心"事，活出自在 / 国家卫生健康委宣传司
组织编写；谢斌，赵敏主编. -- 北京：人民卫生出版
社，2025. 4. -- ISBN 978-7-117-34908-6

Ⅰ. R395. 6-49

中国国家版本馆 CIP 数据核字第 2025TV8019 号

成年"心"事，活出自在
Chengnian "Xin" Shi, Huochu Zizai

策划编辑	庞　静　杨　帅　　责任编辑　杨　帅
数字编辑	王佳莹
书籍设计	尹　岩　梧桐影
组织编写	国家卫生健康委宣传司
主　　编	谢　斌　赵　敏
出版发行	人民卫生出版社（中继线 010-59780011）
地　　址	北京市朝阳区潘家园南里 19 号
邮　　编	100021
E - mail	pmph @ pmph.com
购书热线	010-59787592　010-59787584　010-65264830
印　　刷	北京顶佳世纪印刷有限公司
经　　销	新华书店
开　　本	710×1000　1/16　　印张：17.5
字　　数	195 千字
版　　次	2025 年 4 月第 1 版
印　　次	2025 年 5 月第 1 次印刷
标准书号	ISBN 978-7-117-34908-6
定　　价	75.00 元

打击盗版举报电话	010-59787491	E - mail　WQ @ pmph.com
质量问题联系电话	010-59787234	E - mail　zhiliang @ pmph.com
数字融合服务电话	4001118166	E - mail　zengzhi @ pmph.com

编写委员会

主　编　谢　斌　赵　敏

副主编　王　钢　张　宁　李　涛

编　委　（以姓氏笔画为序）

马现仓　王　钢　仇玉莹　冯　威　朱　益　乔　颖
任其欢　刘正奎　刘忠纯　李　洁　李　涛　李　霞
李安宁　李晓虹　邱昌建　何红波　汪作为　张　宁
张天布　陈　华　陈　珏　陈　俊　陈发展　苑成梅
范　青　周　波　周　亮　赵　敏　柏涌海　钟　娜
姜玫玫　骆艳丽　黄薛冰　曾庆枝　谢　斌　蔡　军
魏　镜

编写秘书　曾庆枝

审读专家　（以姓氏笔画为序）

王　振　仇剑崟　占归来　吕钦谕
李清伟　洪　武　徐一峰

7

党的二十大报告指出，把保障人民健康放在优先发展的战略位置，完善人民健康促进政策。习近平总书记强调，健康是幸福生活最重要的指标，健康是 1，其他是后面的 0，没有 1，更多的 0 也没有意义。

普及健康知识，提高健康素养，是实践证明通往健康的一条经济、有效路径。国家卫生健康委宣传司、人民卫生出版社策划出版"健康中国·你我同行"系列科普读物，初心于此。

系列科普读物的主题最大程度覆盖人们最为关心的健康话题。比如，涵盖从婴幼儿到耄耋老人的全人群全生命周期，从生活方式、心理健康、环境健康等角度综合考虑健康影响因素，既聚焦心脑血管疾病、癌症、慢性呼吸系统疾病、糖尿病、传染病等危害大、流行广的疾病，也兼顾罕见病人群福祉等。

系列科普读物的编者是来自各个领域的权威专家。他们基于多年的实践和科研经验，精心策划、选取了广大群众最应该知道的、最想知道的、容易误解的健康知识和最应掌握的基本健康技能，编撰成册，兼顾和保证了图书的权威性、科学性、知识性和实用性。

系列科普读物的策划也见多处巧思。比如，在每册书的具体表现形式上进行了创新和突破，设置了"案例""小课堂""知识扩展""误区解读""小故事""健康知识小擂台"等模块,既便于查阅,也增加了读者的代入感和阅读的趣味性及互动性。除了图文,还辅以视频生动展示。每一章后附二维码,读者可以扫描获取自测题和答案解析,检验自己对健康知识的掌握程度。此外,系列科普读物作为国家健康科普资源库的重要内容,还可以供各级各类健康科普竞赛活动使用。

每个人是自己健康的第一责任人。我们希望,本系列科普读物能够帮助更多的人承担起这份责任,成为广大群众遇到健康问题时最信赖的工具书,成为万千家庭的健康实用宝典,也希望携手社会各界共同引领健康新风尚。

更多该系列科普读物还在陆续出版中。我们衷心感谢大力支持编写工作的各位专家!期待越来越多的卫生健康工作者加入健康科普事业中来。

"健康中国·你我同行"!

专家指导委员会

2023 年 2 月

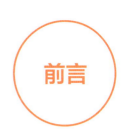

前言

　　成年意味着什么？独立？责任？担当？……

　　从成年早期到人生迟暮，成年人经历人生的大部分阶段。他们是家庭的主要支撑，也是社会发展的核心力量。成年的过程不仅包括生理和心理的逐渐成熟，也包括从学校到社会、从被呵护到被依赖、从个体到家庭、从年富力强到逐渐衰弱。成年人需要面临很多人生重要的命题和挑战，应对诸多的不确定性。因此，成年人并没有我们想象的那样健康和坚强，成年阶段也是各类心理问题的高发阶段。我国 2013—2015 年全国精神健康流行病学调查结果显示：18 岁及以上成年人中，精神疾病的终身患病率为 16.6%，时点患病率为 9.3%，相当于每 6 个成年人中就有 1 人曾罹患精神疾病，每 10 个成年人中就有 1 人目前正在遭受精神疾病的困扰。成年人的心理健康，不仅关系到成年人自身，还关系到社会生命线的两端——儿童青少年的健康成长与老年群体的晚年幸福，以及整个家庭和社会的稳定和发展。相对于成年人承担的家庭和社会责任，他们的心理健康往往被忽视。迄今国内鲜有为成年人这个群体定制的心理健康科普书籍。在心理健康问题凸显并受到全社会高度关注的当下，亟须针对成年人的心理健康需求以及最常见的心理问题，集国内相关领域专家力量，开发一本具有权威性的高质量科普书，为成年人这个家庭和社会发展的中坚力量构筑心理保护罩。这正是本书的初心。

本书从成年人最关心，也是最容易误解的基础心理健康知识开始，按照生命发展历程，聚焦成年之后面临的如职业、亲密关系、家庭养育、老年生活等主要成长命题和挑战，将心理健康意识、知识、态度和技能融入 70 个和每个成年人息息相关的话题之中。本书共包括八章，"你需要了解的心理健康基础知识"，从基础知识开始，为读者打开了心理科普的大门；"心理健康密码藏在你的生活方式里"，让心理健康知识融入衣食住行、吃喝玩乐睡等生活的方方面面；"亲密关系中的心理健康"，把生命中最重要的主题——爱，展现在读者面前，并告诉读者什么是爱，如何面对爱、表达爱，当爱不再时，学会如何放手；"职场心理健康"，展现了占生命将近四分之一时间的职业生活与心理健康的关系，并告诉读者如何处理职场中的心理困扰；"为人父母不简单"，从孕育新生命开始，展现了家庭及养育过程中的心路历程、困境和应对方法；"掌握方法，夕阳也可无限好"，告诉读者如何在晚年再次绽放，感受生命的价值和意义，获得满足和幸福；"这是病了吗"和"寻求帮助有技巧"从成年人不同阶段常见的精神疾病出发，帮助读者学会早期识别，勇于求助和善于求助，学会自助和助人。

回到开头的问题，成年到底意味着什么？也许每个人心中都有自己的答案。但无论最终的答案是什么，成年人首先要学会"成为自己"。"成为自己"不是口号，也不是鸡汤，而是切切实实的行动。"成为自己"意味着要学会了解自己，学会关爱自己。因为社会赋予成年人的这份责任和担当并不是天生的，需要学习也需要自我有足够的能量；这份责任和担当也不只是为他人，更是为自己。学习心理健康知识，了解成年人的"心"事，学会守护自己的心身健康，做自己心身健康的第一责任人，才能活出更好的自我，成为更好的自己，这也是成年人有责任有担当的最大底气。

愿每一个成年人或即将成年的你，都能在这趟心灵探索之旅中，找到解开心灵枷锁的钥匙。现在，就跟我们一起出发吧！

谢斌　赵敏

2024 年 12 月

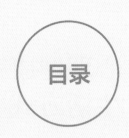
目录

你需要了解的心理健康基础知识

心理健康密码藏在你的生活方式里

亲密关系中的心理健康

职场心理健康

为人父母不简单

掌握方法，夕阳也可无限好

这是病了吗

寻求帮助有技巧

你需要了解的心理健康基础知识

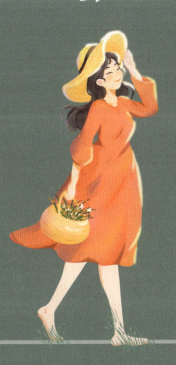

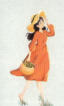
心理健康是人生的基石，关乎我们的幸福与未来。在人生旅程中，我们从青涩逐渐走向成熟，成为成年人。在此过程中，身体不断成长变化，心理也持续发展转变。本章首先界定了心理健康的范畴，继而剖析人的情绪，并阐明大脑、心脏和心理健康的关系；然后探讨性别差异与性格特质对心理健康的影响，以及身体和心理的联系；此外还分析了社会支持系统在维护心理健康中的作用，并提供增强心理弹性的有效策略；最后，本章还将厘清心理问题与精神疾病的界限，并探讨如何消除精神疾病的病耻感，以促进公众对心理健康问题的正确认知与理解。

只要不得精神疾病就代表心理健康吗

佳明（化名）在众人眼中一直是个优秀的年轻人，工作努力，事业有成，家庭美满。可去年升职失败之后，他觉得自己陷入了一个陌生的"黑洞"：情绪一直非常低落，对周围的一切都毫无兴致，觉得生活犹如一潭死水，毫无意义可言。每到夜深人静时，佳明会一个人躲在阳台上，看着万家灯火默默发呆，有时还忍不住流泪。但白天在人前，他还要努力地强颜欢笑，内心却被各种沮丧、焦虑和压抑填满。他总觉得也许再坚持一段时间就可以扛过去，就如同曾经某次遇到类似情况的时候，独自承受不愿向他人吐露半分。但这种状况却日益糟糕，对他的生活和工作产生了极大的负面影响。

小课堂

什么是心理健康

　　按照世界卫生组织对相关概念的定义，心理健康是健康不可或缺的重要组成部分，没有心理健康就没有健康。心理健康并非单纯指没有精神疾病，而是个体能够恰当地评价自己、应对日常生活中的压力、有效率地工作和学习、对家庭和社会有所贡献的一种良好的心理状态。其具体特征为：能够准确认识自我，接纳自身的不足之处；能够主动积极地适应周边环境；能够维系良好的人际关系；拥有应对挫折与压力的能力；还能够真切地体会到幸福感与满足感。同时需要注意，真正的心理健康是处于动态平衡状态的，会随着个体的生活经历以及所处环境的变化而有所波动。

 知识扩展

心理不健康会带来哪些危害

　　心理不健康所产生的危害不容小觑。它会使人长久地深陷于负面情绪的煎熬之中，还会让我们的身体、认知以及社会功能等多个方面陷入危机。倘若长期处于心理不健康的状态，对我们的身体健康会产生影响。比如，过度的焦虑与压抑，极易致使免疫系统功能减弱，使人患上感冒、流行性感冒（简称"流感"）之类疾病的概率大大增加。并且，心理不健康对我们的认知功能也可能产生影响，可能会导致注意力无法集中、记忆力衰退等状况，进而降低工作与学习的效率。在社交领域，心理不健康有可能引发人际交往障

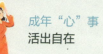
碍，使人难以跟他人建立并维系良好的关系，从而使人产生孤独感和失落感。

X 误区解读

不得精神疾病就是心理健康

许多人认为没得精神疾病（专业称为"精神障碍"）就代表心理健康，这是错误的。心理健康不止于无精神疾病。生活中的长期压力、焦虑情绪、自卑心理、人际关系紧张等，虽未达精神疾病程度，却影响着人们的心理健康。比如，有人过度担忧未来，致睡眠质量差、工作效率低；有人因性格自卑难融入群体而孤独失落；有人遇挫折一蹶不振、信心全无。这些虽非精神疾病，却给自身带来困扰或痛苦，意味着心理并不健康。不能仅依据有无精神疾病判断心理健康，应综合考量多种因素。

情绪分好坏吗

小王是一位在职场奋斗多年的资深人士。最近，公司接了几个大项目，工作任务陡然加重，小王陷入了焦虑之中。起初，这种焦虑让小王备受折磨。他白天工作时无法集中精力，晚上回家后也翻来覆去睡不着。但后来，小王开始调整自己的心态，他发现焦虑也有好的一面。焦虑促使他更加认真地对待每一项任务，认真制订计划，仔细检查工作中的细节，以免出现失误。而且，焦虑还激发了他的创造力，让他想到了很多提高工作效率的新方法。就这样，小王逐渐学会了与焦虑共处，将焦虑转化为动力，在工作中取得了更好的成绩。

 小课堂

1. 人类都有哪些情绪

人类的情绪世界就像一个缤纷多彩的大花园。传统中医的七情——喜、怒、忧、思、悲、恐、惊，指的就是人类基本的情绪表现。现代心理学则将基本情绪概括为喜、怒、哀、惧四类（也有研究者加上惊、厌，共六种）。但实际上，我们的情绪非常复杂，在基本情绪之外的复杂情绪种类繁多，形容我们情绪的词可达几百个。

从生物学的角度来看，情绪的产生与我们的大脑结构和神经系统功能密切相关，其中，杏仁核、下丘脑等结构，在情绪的生成中扮演着关键角色。例如，当我们面临威胁时，杏仁核会迅速被激活，触发恐惧或愤怒等情绪反应，使我们进入战斗或逃跑状态，以应对潜在的危险。外界环境也是情绪产生的重要诱因，生活中的各种压力性事件，都可能引发我们不同的情绪。想象一下，当你努力工作却得不到认可时，可能会感到沮丧和失落；而当你与亲朋好友欢聚一堂时，快乐和幸福的情绪便会油然而生。

2. 情绪有好坏之分吗

情绪是复杂且多元的内心体验。它们是人类对周边环境和自身经历的自然反馈，每一种情绪都蕴含着特定的信息和意义。

从心理学的角度来讲，情绪不能单纯地被界定为好与坏。例

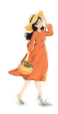

如，我们常常觉得愤怒是不好的情绪，但实际上，当我们的权益遭到侵犯或者目睹不公正之事时，愤怒能够成为我们捍卫自身权益、追求正义的驱动力。又如，恐惧通常被看作是消极情绪，然而适度的恐惧可以提醒我们潜在的危险，促使我们提前规划防范措施，更加谨慎认真地对待即将到来的任务或挑战。人有七情六欲，每种情绪对健康生活、适应复杂的环境而言都不可或缺。

 知 识 扩 展

1. 情绪怎样影响我们的生活

情绪对我们生活的影响是多维度的。从身体健康角度，积极情绪有益身心，消极情绪可能致病。长期被负面情绪环绕，可能引发焦虑症、抑郁症、高血压等身心问题。从认知方面来看，积极情绪可拓展思维，消极情绪则限制思考。比如，考试前心情愉悦自信，答题思路清晰；紧张焦虑则大脑空白，影响发挥。在行为表现上，积极情绪促使积极行动，消极情绪导致退缩逃避。充满热情做事，往往能身心投入且效果良好；心怀恐惧担忧则易选择逃避。于人际关系而言，积极情绪使人亲和友善，消极情绪易引发冲突。带着不良情绪工作，可能因小事与同事起争执。

2. 认知方式怎么影响情绪

我们的认知和思维方式对情绪的产生至关重要。同一事件，因每个人认知和解读方式不同，情绪反应大相径庭，进而影响行为和生活态度。以考试失利为例，积极者视之为宝贵的学习机会，能从中发现知识漏洞和学习方法的不足，产生积极情绪，投入后续学习；消极者则将其当作能力不足的证明，陷入自我怀疑和否定，产生消极情绪，甚至一蹶不振。

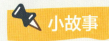 **小故事**　踢猫效应

某天，大林的老板因为一笔重要的生意谈崩了，心情糟糕透顶。回到办公室，他看到大林的报告有个小错误，便大发雷霆地训斥了他。大林满心委屈，下班回到家，看到上小学的儿子在调皮捣蛋，忍不住吼了儿子。儿子觉得很无辜，正巧猫咪跑过来，儿子狠狠地踢了猫咪一脚。可怜的猫咪受惊逃窜，慌乱中冲到马路上。这时，一辆汽车为了躲避猫咪，猛打方向盘，却不慎与旁边的车辆发生碰撞，引发了一场严重的车祸。

这就是心理学中的踢猫效应，它告诉我们：负面情绪会在人际环境中传递。我们要学会管理自己的情绪，不能让负面情绪像这样不断传递，去伤害无辜的他人，甚至引发无法预料的严重后果。

大脑和心脏，哪个和心理健康更相关

公司裁员计划已持续了一年，焦虑和压力就像一张无形的网，紧紧地缠绕着王先生。为了不被优化掉，年近40岁的他，经常工作到凌晨。他不敢想象失业后的自己能否再找到工作，又如何继续承担家庭的生活开支。每天白天在办公室，他像一根时刻紧绷的弦，害怕出现任何闪失；晚上回家以后，他

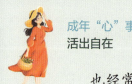

也经常难以入眠，脑海里充满着对未来的恐惧。一天夜里，王先生突然呼吸急促，心脏如重锤敲击般疼痛，家人赶紧送他去医院，检查后发现他患上了急性冠脉综合征。

小课堂

1. 大脑与心理健康有什么关系

谈到心理，许多人从字面上觉得可能跟我们的心脏有关。中医也有"心主神明"的说法。但实际上，人类心理活动主要的生理基础是在大脑。大脑中的神经递质，如多巴胺、5-羟色胺和去甲肾上腺素，调节着我们的情绪与行为。大脑结构与功能的变化也会影响心理健康。慢性压力会导致大脑中的杏仁核（控制情绪反应）和前额叶皮质（负责决策和控制行为）发生变化，使人更容易感到焦虑和抑郁。此外，长期压力还会损伤海马（负责记忆和学习），导致认知功能损害。

心理健康的改善同样可以促进大脑健康。积极的生活方式，如规律运动、健康饮食和充足睡眠，对大脑功能有显著益处。运动可以提升脑源性神经营养因子的水平，促进神经元的生长和连接，改善情绪和认知功能。冥想和正念练习也被证明能够改变大脑结构，增强情绪调节能力。

2. 心脏与心理健康有什么关系

心理健康与心脏健康密切相关。长期心理压力会导致身体分泌大量应激激素，如肾上腺素和皮质醇，使心率加快、血压升高，增加心血管疾病风险。而由于压力导致的不良生活方式，如过度饮酒、吸烟和暴饮暴食，则进一步危害心脏健康。抑郁症是心血管疾病的重要风险因素。抑郁症患者通常缺乏锻炼和健康的饮食习惯，更容易出现肥胖、高血压和糖尿病等心脏病的共病。抑郁症还会通过增加应激激素的分泌和炎症反应，直接影响心脏的生理功能，导致动脉粥样硬化和心肌损伤。

心脏健康的维护不仅依赖于饮食和运动，还需要关注心理健康。通过瑜伽和深呼吸练习等方法减轻压力，有助于改善心脏功能。同时，建立良好的社交支持系统和寻求专业心理帮助，既是维护心理健康，也是维护心脏健康的重要措施。除心脏外，我们身体其他各个器官、系统与心理健康之间其实也存在着程度不等的相互联系。

 知识扩展

大脑与心脏是如何相互作用的

大脑和心脏通过神经系统和内分泌系统形成复杂的调控机制。大脑通过自主神经系统（包括交感神经系统和副交感神经系统）调节心脏活动。交感神经在压力下升高心率和血压，而副交感神经在放松时降低心率。内分泌系统通过下丘脑 - 垂体 - 肾上腺轴释放激素作用于心脏。

当压力增大或感到愤怒时，大脑通过自主神经系统向心脏发送信号，导致心率和血压上升。长期的情绪压力会通过内分泌系统引发儿茶酚胺的释放，导致血管收缩和血流改变，增加心脏的负担，可能引发高血压、冠心病等心血管疾病。同时，负面情绪会激活大脑皮质和岛叶，通过神经反馈降低心率变异性，进一步影响心脏功能。

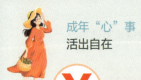

误区解读

心理问题仅仅是主观的问题，与躯体和生理无关

人们常用"心"字来指代情感和心理状态，如心情、心态，这是对心理问题主观层面的抽象理解，认为可通过简单的自我调节或心理辅导来疗愈，而忽视了其和躯体健康的关联。事实上，身心密不可分。如抑郁症会导致睡眠障碍和免疫功能下降，焦虑症会引发心率加快、胃肠不适和肌肉紧绷；反之亦然，心脏病、糖尿病患者可能会更容易伴发焦虑和抑郁。近代研究发现，心理健康与脑科学、神经科学密切相关，通过脑功能评估和神经调控等技术可以辅助诊断和治疗心理疾病。

女性是否更容易出现心理健康问题

一阵骤雨砸得窗户"啪啪"作响，小张头发凌乱地杵在婴儿床旁。已经凌晨三点了，孩子的哭声在夜晚显得更加刺耳。她努力保持平静，却无法控制自己的情绪，愤怒如同窗外的闪电猝不及防。看着婴儿无辜的脸，她脑海里瞬间闪过逃离的念头，随即陷入深深的自责。她弯下身子，握着女儿的小衣服，眼神迷茫而疲惫。刚当妈妈的她，原本充满期待和喜悦，如今却有无尽的痛苦，每天都忍不住落泪。经医院检查后，小张被确诊为产后抑郁。

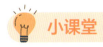 **小课堂**

1. 女性为何更容易出现心理健康问题

女性更易出现心理健康问题，是多种因素综合作用的结果。首先，从生理角度来看，女性激素水平的波动，例如月经周期、妊娠和更年期等，都会对情绪产生明显影响。其次，在心理层面，女性更倾向于将情绪内化，这种倾向使得她们在面对压力时情感和认知反应更为强烈。最后，社会对于女性有一些特定的期望，例如职业和家庭的平衡、人际关系的维持、子女抚养和教育等，这些社会角色和责任常常增加女性的心理负担，使她们更容易感到焦虑和抑郁。

2. 女性常见的心理健康问题有哪些

女性常见的心理健康问题包括抑郁、焦虑、创伤后应激障碍（post traumatic stress disorder，PTSD）和进食障碍等。抑郁症在女性中更为普遍，尤其是在育龄期。焦虑症在女性中也比较常见，通常表现为持续的过度担忧和恐惧。PTSD 主要发生于经历过严重创伤事件的女性，如家庭暴力或性暴力的受害者。饮食失调，如厌食症和暴食症，也在年轻女性中远较同龄男性常见，这与社会对女性外貌的关注密切相关。

3. 男性的心理健康问题有何特点

男性的心理健康问题有其独特之处，他们更多表现出激惹和易怒。这种情绪表达方式使得男性的抑郁和焦虑症状常常被忽视或误诊。而当他们面对心理压力时，更倾向于通过外向的方式解决，如酗酒、吸烟或其他冒险行为，而较少寻求社交支持或心理咨询。此

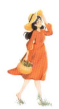
外，社会对男性的期望通常强调坚强和独立，使得他们在面对心理健康问题时不愿意寻求帮助，担心被视为软弱或无能。因此，男性更容易表现出行为问题，比如冲动行为、反社会行为和物质滥用等。

 知识扩展

1. 女性心理健康问题对家庭和社会有哪些影响

女性心理健康问题不仅影响自身健康，还会对家庭和社会产生广泛影响。家庭中，母亲的心理健康直接影响孩子的成长和家庭的氛围；社会上，女性心理健康问题导致的工作效率下降、病假增加等，与男性一样也会带来经济损失和人力资源的浪费。因此，关注和改善女性心理健康，对促进家庭和社会和谐具有重要意义。

2. 如何预防和缓解女性心理健康问题

预防和缓解女性心理健康问题可以从以下几方面入手。

（1）自我调节：培养健康的生活方式，保持规律的作息和饮食，适当锻炼，培养兴趣爱好。

（2）寻求社会支持：寻求家人、朋友的支持和理解，建立和保持良好的人际关系，及时表达和释放负面情绪。

（3）寻求专业帮助：遇到难以排解的心理困扰时，及时寻求心理咨询、心理治疗等心理健康服务，必要时按医嘱接受药物治疗。

误区解读

女性情绪化是天生的，没什么大不了

这种看法是对女性心理健康问题的误解。情绪波动并不是女性的天性，很多时候可能是心理健康问题的外在表现之一。忽视或轻视这些表现，就可能忽视女性的心理健康问题，导致问题的恶化，甚至引发严重的心理疾病。

性格怎么影响心理健康

小李是个安静的小伙子，偏爱独处，做事情一丝不苟，对细节也比较敏感，在校期间学习特别认真。但每逢考试季小李仍然过得比较艰难。在重要的考试前，小李经常感到极度焦虑，有时甚至出现心慌、喘不上气。接二连三的重要考试让小李疲于应对，甚至出现了入睡困难和食欲减退的情况。尽管努力复习，但由于过度的焦虑，他在考试中表现不佳，成绩远低于预期。

小课堂

1. 性格与人格有何区别

在日常生活中，人们常用性格代替人格，或者两个概念混用。比如人们常会按照心理活动是否外露，把性格分为内向型和外向型。在心理学中，性格是人格的组成部分，指个人对现实的稳定态

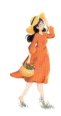
度和习惯化了的行为方式，代表了人们对现实和周围世界的态度，具有理智、情绪、意志、态度等结构成分，可以通过自我调控进行调节。性格主要由后天养成，其可塑性意味着我们可以意识到自己的性格特点，并通过练习和努力来改善或增强这些特质。人格则是先天与后天相互作用的产物，涉及比性格更广泛的心理特质，而且一旦形成，便很难改变。

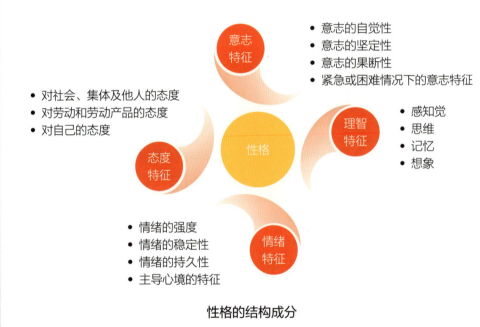

- 意志的自觉性
- 意志的坚定性
- 意志的果断性
- 紧急或困难情况下的意志特征

- 对社会、集体及他人的态度
- 对劳动和劳动产品的态度
- 对自己的态度

意志特征

态度特征

性格

理智特征

- 感知觉
- 思维
- 记忆
- 想象

- 情绪的强度
- 情绪的稳定性
- 情绪的持久性
- 主导心境的特征

情绪特征

性格的结构成分

2. 性格特质如何左右压力应对

性格中的某些特质可以影响个体面对压力时的感受。例如乐观者能在逆境中发现希望，从而减少压力感。某些性格特质可能导致个体在面对压力时采取不同的应对策略。冲动者可能会在压力下做出鲁莽的决定，而谨慎的人可能会花更多时间来权衡不同的选择。性格还可以影响个体选择应对压力的资源和支持系统。社交达人倾向于寻求朋友和同事的支持帮助，而性格内向的人可能会更倾向于自己解决问题。总的来说，性格特质不仅影响个体如何感知和评估压力，也影响他们选择何种应对策略以及如何利用周围的资源来应对压力。了解自己的性格特质可以帮助个体习得更有效的压力管理技巧。

3. 如何通过调整性格特质来改善心理健康

虽然性格具有一定的稳定性，但通过自我认知和行为调整，我们可以在一定程度上改变自己的性格特质，从而改善心理健康。调整性格特质需要注意以下几点：首先要学会了解自己的性格特质，设定具体的改进目标；其次选择与目标性格特质相符的具体行为，并在日常生活中实施。情绪不稳定的人可以通过学习情绪调节技巧来提高情绪稳定性。性格改变是一个渐进的过程，需要持续监测进展并根据需要进行调整。通过有意识的行动，可以塑造出更为健康积极的性格特质。

 知识扩展

社会文化会怎样影响性格与心理健康的关系

虽然性格与遗传因素有关，但后天的家庭和社会环境因素对其影响更大。文化背景塑造了人们的价值观念和对于性格的理解，进而影响个体如何应对压力和挑战，以及人们的心理健康状况。比如一些文化鼓励直接开放地表达情绪，而在其他文化中情感表达可能更加内敛含蓄，这些差异会影响个体的情绪调节方式。在一些文化氛围中，擅长自我表达并且积极地参与社交活动的个体广受欢迎，

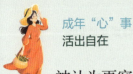
被认为更容易取得职业上的成功。而这种文化期望则可能给内向谦逊的人带来额外的心理负担，使他们感到不适应并产生焦虑情绪。理解这些文化差异有助于我们全面地认识性格与心理健康的关系，更好地适应多元环境，维护心理健康。

 误区解读

性格决定了一切

在讨论性格与心理健康时，一个常见的误区是认为性格决定了个体的所有行为和心理状态。这种观点忽略了环境因素和个人选择的作用。事实上，尽管性格特质对个体的行为有一定的指导作用，但个体仍然拥有选择如何行动的自由。内向的人可能会选择挑战自己，参加社交活动，冲动的人也可以学习如何控制自己的行为。此外，社会支持和压力来源等环境因素也会影响个体的心理健康。因此，我们不能简单地将个体的心理健康状况归咎于其性格特质，还应该考虑所面对的环境因素及个人的主观能动性。

身体和心理之间有什么"不可告人的秘密"

一年前为了赶项目工期，陶先生几乎每天加班到深夜，仅休息3~4个小时。随着时间推移，陶先生的工作效率逐渐下滑，工作时注意力难以集中，感觉脑子没有以前灵活，应对工作任务常感心力交瘁，但他仍然坚持在工作岗位上。某天陶先生无故出现腹泻，起初并没有在意，此后却频繁出现，每天腹泻3～4次，伴有下腹隐隐作痛，以三餐后尤为明显。陶先生辗转多家医院消化科，完善多项检查均未见明显异常。在消化科医生建议下，陶先生到心理科门诊就诊。

 小课堂

1. 心理和身体之间会如何相互影响

心理状态对身体健康有直接的影响。长期的心理压力、焦虑和抑郁等负面情绪会导致身体的免疫功能低下，增加患病的风险。例如，压力会引发胃溃疡、高血压和心脏病等疾病。心理压力会导致体内应激激素分泌增加、交感神经系统过度活跃，抑制免疫系统的功能、增加心脏病和脑卒中（俗称中风）风险。因此，保持良好的心理状态对于身体健康至关重要。

身体上的不适或疾病会导致心理上的焦虑和抑郁。例如，慢性疼痛患者常常伴有抑郁和焦虑症状，影响他们的生活质量；心脏病发作或重大手术等可能会引发 PTSD 和急性应激反应；睡眠呼吸暂停综合征所致的睡眠质量下降会引发焦虑及抑郁情绪。缓解身体不适、治疗疾病可以显著提升心理健康水平，增强个体的幸福感和生活满意度。

2. 心身疾病是什么病

心身疾病是指心理社会因素在疾病的发生、发展过程中起重要作用的躯体性器质性疾病和功能障碍。从流行病学调查结果来看，心身疾病的患病率是发达国家高于发展中国家，城市高于农村，脑力劳动者高于体力劳动者；引起人们产生损失感及不安全感的不良

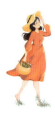

心理刺激容易导致心身疾病的发生，个性特征如完美主义、焦虑倾向等也会增加患病风险；此外不同的生理特点使个体具有不同的心身疾病易感性。社会因素、心理因素、生理因素共同组成了心身疾病的发病机制。良好的社会支持和健康的生活方式则有助于预防和缓解心身疾病。

知识扩展

1. 心身相关障碍都包括哪些

心身相关障碍可以分为以下五类。

（1）心身反应：由短期心理压力引发的身体反应，如心慌心悸、紧张性头痛等。需要强调的是，这类反应通常是暂时的，随着压力的缓解而消失，通常不能称为疾病。病程较短（＜1周）的患者可归于此类别。

（2）心身症状障碍：指一组与急性、慢性心理社会因素密切相关的综合征，患者具有一定的人格基础，主要表现为焦虑、抑郁、失眠、疼痛、躯体化症状等症状中的一种或几种。没有可证实的器质性疾病作基础，或虽存在一定的躯体疾病，但疾病的严重程度与患者的症状严重程度不相称，患者感到痛苦和无能为力，自知力不全。同时不符合现有的精神障碍诊断标准。

（3）心理因素相关生理障碍：包括进食障碍、睡眠障碍和性功能障碍。

（4）躯体疾病伴发的心身症状：又称身心疾病，这类患者心身症状的发生发展和严重程度均与躯体疾病相平行。目前主要关注的是躯体疾病对患者感知的影响、躯体疾病引发的患者的心理反应以及躯体疾病对患者的心理社会影响。这类症状需要综合治疗，包括躯体疾病的治疗和心理支持。

（5）心身疾病：由心理因素引起或加重的身体疾病，如支气管哮喘、高血压、冠心病、糖尿病、胃溃疡、血管性头痛、干燥综合征等。这类疾病通常需要综合治疗，包括心理干预和药物治疗。

2. 现代社会该如何平衡心理及身体健康

在现代社会中，合理平衡心理和身体的健康需要采取多维度策略。

（1）减压技术：通过学习冥想、瑜伽、腹式呼吸放松训练等行为放松技术来缓解心理压力。

（2）情绪管理：情绪管理没有一成不变的方法或原则，需要从个人实际出发，找到适合自己的管理方法，如积极的自我暗示、换个角度看问题、寻求合理的发泄途径等。

（3）健康生活方式：保持规律的作息、均衡的饮食和适度的运动，有助于增强身体免疫力和心理弹性。

（4）社会支持：与家人、朋友保持良好的沟通，寻求情感支持和帮助。

（5）专业帮助：在需要时，及时寻求心理咨询师或健康管理专家的帮助，进行专业的心理咨询和治疗。

只有在重大压力性事件下才会出现心身疾病

很多人认为心身疾病只有在经历重大压力性事件时才会出现，事实上，这是一种误解。心身疾病不仅仅由突发的压力性事件引起，长期的慢性压力、日常生活中的小压力积累以及个体的性格特征和不良的生活方式等都可能导致心身疾病。例如，长期的工作压力、家庭矛盾、经济困扰等慢性压力源同样会对身体健康产生负面影响。此外，个体的应对方式和心理弹性也在心身疾病的发生发展中起着重要作用。因此，关注和管理日常生活中的各种压力源，培养健康的应对方式，是预防心身疾病的重要措施。

朋友多的人更不容易出现心理健康问题吗

李明（化名）是一个开朗的年轻人，他喜欢结交朋友，并且有一个广泛的社交圈。无论是大学同学、工作同事，还是在兴趣小组认识的朋友，李明总能找到共同话题。反观王伟（化名），他性格内向，不太善于社交，朋友很少。两人虽然都在同一家公司工作，但生活方式截然不同。有一天，两人都面临了工作上的巨大压力。李明选择找朋友倾诉，几个好朋友不仅耐心地听他诉说，还给他提出了许多建设性的意见。经过一段时间的调整，李明逐渐恢复了往日的状态。王伟则选择自己默默承受，结果导致他情绪低落，甚至影响了工作，最终不得不请假接受心理咨询。

这个故事并不代表所有情况，但它揭示了一个重要的事实：社交支持在心理健康中的重要作用。

朋友多是否一定更不容易出现心理健康问题

朋友多的人通常在心理健康方面表现得更好。为什么呢？想象一下，当你遇到困难时，有朋友在身边倾听和支持，会让你感觉轻松许多吧？这就是情感支持的力量。朋友能提供情感上的支持和安慰，帮助你缓解负面情绪，减少焦虑和抑郁。

与朋友的互动还能增强你的自尊和自信心。得到他人的认可和鼓励，你会更容易接受自己，减少自我怀疑和负面自我评价。此外，朋友在生活中提供的实际帮助，如一起解决问题或给予建议，也能减轻你的心理负担，让你在面对问题时感到更加从容。

社交互动也能显著缓解孤独感。孤独感是心理健康的敌人，而与朋友的交流和互动能让你感到被关心和接纳，增强你的归属感。朋友之间的互相影响和鼓励，还能促使你养成健康的生活习惯，比如规律运动、健康饮食和定期体检，这些都有助于提升心理健康。

然而，也并非朋友越多心理就越健康。朋友的质量比数量更重要，几个真正理解和支持你的好朋友，比一大群泛泛之交更有意义。深度而有意义的友谊能带来更多的情感支持和实际帮助。为了建立和维持这样的友谊，积极主动地参与社交活动，加入兴趣小组或志愿者组织，是结交朋友的好方式。同时，保持联系和互动，及时给予和接受支持，也能巩固友谊。

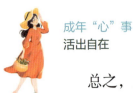
总之，多交朋友有助于心理健康。与朋友数量相比，更重要的是建立和维持深厚、支持性的友谊，这不仅能让生活更愉快，还能帮助你更好地应对生活中的挑战，保持心理健康。如果你感到孤单或有心理困扰，不妨尝试多参与社交活动，结交一些志同道合的朋友。

 知识扩展

如何建立和维护良好的朋友关系

朋友是我们生活中的重要财富，良好的朋友关系对心理健康和生活质量有着深远的影响。那么，如何建立和维护这些珍贵的友谊呢？

首先，主动结交朋友是关键，不要害羞，勇敢参加兴趣小组或社交聚会，可能发现许多志同道合的人。其次，要真诚相待，展示真实的自己，同时对朋友坦诚，认真倾听他们的心声，让他们感到被重视和理解。最后，积极互动也很重要，定期联系朋友，不论是通过电话、微信还是见面，分享生活中的喜怒哀乐，一起做喜欢的事情，如看电影、运动或旅行，能增加共同回忆和亲密感。当朋友需要时，给予情感支持和实际帮助，一起庆祝生日、节日和其他重要时刻，表达你的关心和重视。遇到误会或冲突时，冷静沟通，表达自己的感受和观点，同时倾听对方的意见，寻找共识和解决方案，学会原谅和放下过去，有助于关系的修复。尊重彼此的差异和私人空间也是维系友谊的重要方面，接受朋友的不同观点和生活方式，尊重他们的选择和个性，有助于建立更深厚的友谊。

通过这些方法，可以帮助我们建立和维持深厚且有意义的友谊，让生活更加丰富和快乐。朋友不仅在你需要时陪伴，更在每个平凡的日子里增添色彩。珍惜和用心维护这些宝贵的关系，你会发现友谊的力量是无穷的。

误区解读

广泛的社交圈可以替代专业的心理帮助

这是一个非常常见的误区，很多人认为，只要自己有足够多的朋友，心理问题自然会得到缓解或解决。然而，朋友和心理健康专业人士在支持方式上有本质的不同。

想象一下，当你情绪低落时，朋友们或许会试图安慰你，带你出去散心或者聊聊心事。这些行为确实能带来一些短暂的安慰，但它们往往是基于友谊和善意的自发行为，缺乏系统性和专业性。比如，你的一位朋友可能会对你说："别担心，一切都会好起来的。"虽然这句话表达了关心和鼓励，但它并不能提供有效的心理疏导或解决问题的策略。

然而，精神专科医生或心理治疗师，他们接受过系统的训练，能够识别情绪背后的深层原因，并运用科学的方法帮助你应对和处理这些问题。专业的心理治疗不仅仅是聆听和安慰，更是通过一系列科学的技术和方法，如认知行为疗法、心理动力学治疗等，帮助你从根本上解决心理困扰。

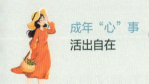

怎么提升心理弹性

　　45 岁的张先生今年不幸被裁员。最初一段时间他感到担心、焦虑，没有动力，觉得没有了希望，生活突然增加了很多不确定性，担心未来以及经济问题，怀疑自己无能，否定自己。之后，他通过和同行联系，开始寻找解决方案，并且想法变得不同了，认为之前一直忙于工作，都没有时间去做感兴趣的事情，被裁这段时间反而给足了自己休息和思考的空间和时间。之后他参加培训提升自己的技能。几个月后，他不仅找到了一份新工作，还在过程中增强了自己的专业技能和人际关系，心态也放松了很多，对自己的能力更加有信心。

 小课堂

1. 什么是心理弹性

　　心理弹性（resilience），又称为心理韧性、复原力，是指我们面对生活中的逆境、挑战、创伤、悲剧、挫折、威胁或其他重大压力时的良好适应过程，以及能够保持积极态度、迅速适应和恢复的能力。这一概念最早由美国心理学家安东尼（Anthony）于 20 世纪 70 年代提出，借用物理学中弹性的概念，来解释具有高心理弹性的人能够在遭遇失败、失望或其他形式的压力后，有效地弹回原状，甚至从中学习和成长。上面张先生的情况就体现了他的高心理弹性。

2. 怎么提升心理弹性

由于心理弹性对我们的心理健康和社会适应至关重要，研究人员和心理健康专家开发了多种策略来帮助人们提高这一能力。这些策略不仅适用于面临逆境的个体，也适用于任何希望提高自己应对生活挑战能力的人，具体内容包括以下几点。

（1）建立目标导向的行为：设定小而具体的目标并逐步实现它们。例如，每天完成一项小任务。这有助于建立成就感和自信心，随着时间累积这些小胜利可以显著提升我们的自我效能感，提高面对困难时的主动性。

（2）学会接受和适应：学会接受不可控的事实，并专注于可以控制的事情。接受是应对困难的第一步，适应则是一个重新评估情况并调整应对策略的过程。

（3）发展稳定的社会支持网络：社会支持是心理弹性的关键组成部分。加强与亲友、朋友或同事的联系，以及加入支持小组，建立支持性的人际关系。

（4）增强自我调节能力：通过规律健康的生活习惯、定期的身体锻炼及各种情绪调节方式如冥想、瑜伽提高自我调节行为和情绪的能力，有助于我们在面对压力时保持冷静，做出更明智的决策。

（5）专注于解决问题的技巧：面对问题时，尝试不同的解决策略，请求他人的协助或听取他人的建议。发展解决问题的技能可以提高处理未来挑战的能力，减少感到无助的时刻。

（6）保持学习和成长的心态：持续学习新技能或知识，参加研讨会、课程或任何可以促进个人成长的活动。不断学习可以增加我们的能力和自信，更好地应对生活的变化。

（7）寻求专业帮助：如果感觉自己无法独自应对生活中的挑战，寻求心理咨询师或专业人士的帮助。专业的指导和支持可以提供额外的资源和策略，帮助我们更有效地应对和克服困难。

提升心理弹性是一个渐进的过程，需要我们在日常生活中持续练习和维持。通过实践这些方法，我们不仅可以提升面对困境时的心理弹性，还能在生活的许多方面变得更加可控和有韧性。

 知识扩展

心理弹性的多维度模型

影响心理弹性的外部环境/情境因素包括国家、学校、家庭、同伴、社区、文化等方面；内部因素包括认知、行为、情感、身体、精神等方面。心理弹性并非单一的概念，而是一个包含多个维度的复杂现象。它涉及我们在面对逆境时的认知、情感和行为反应。心理学家通过研究发现，高心理弹性的个体通常具备几个关键特质，包括乐观、自我效能感高、解决问题能力强和社会支持网络稳固。具体内容包括以下几点。

（1）认知维度：高心理弹性的个体倾向于采用积极的视角来看待困难，他们能够从挑战中寻找成长的机会。例如，他们可能会将一个失败经历视为学习的机会，而不是一个不可逾越的障碍。

（2）情感维度：这类个体能有效地管理自己的情绪，即使在压力下也能保持冷静和正面的情绪状态。他们能够快速从负面情绪中恢复，避免长时间的情绪低落。

（3）行为维度：表现为在面对困难时采取积极的应对策略，如寻求社会支持、使用有效的解决问题的技巧等。他们主动适应和调整自己的行为，以更好地应对挑战。

（4）社会维度：拥有稳固的社会支持网络是心理弹性的重要组成部分。这包括与家人、朋友和社区建立良好的关系，这些关系在逆境中提供情感和实际的支持。

 误区解读

心理弹性是天生的，无法改变

心理弹性并非完全由先天因素决定，它受到后天环境、教育与训练的影响，具有可塑性。通过适当的干预和训练，我们的心理弹性可以得到提升。

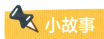 海伦·凯勒的心理弹性

美国女作家、教育家海伦·凯勒，在一岁半的时候因病丧失了视觉和听力，这对于我们一般人来说是不可想象、不可忍受的挫折与压力。然而她学会了讲话，用手指"听话"并掌握了5种文字。24岁时以优异的成绩毕业于著名的拉德克利夫学院（Radcliffe College）。1959年联合国发起"海伦·凯勒运动"，她写的自传成为文学经典作品，被广泛发行。海伦·凯勒的故事告诉我们，在逆境中学会调整心态和认知，保持学习和成长的状态，这就是高心理弹性的表现。

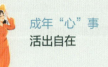
怎样区分心理问题和精神疾病

　　小王是科技公司的一名软件工程师，最近几个月情绪波动大，工作效率下降。他常感疲惫、没有动力，注意力难以集中，对以前喜欢的事物失去兴趣，周末也不再和朋友聚会，选择独自在家。他上网查询，发现自己的表现与抑郁症相似，非常担心。然而，他也认为这些表现可能只是工作压力大、休息不够所致。他不确定是否需要看心理咨询师或精神科医生，也不知道是否需要药物治疗，感到非常困惑，不知道自己的问题到底有多严重。

 小课堂

1. 什么是心理问题

　　心理问题是指个体在认知、情感、行为或人际关系等方面出现困扰和不适，通常不会严重到需要医学干预。常见的心理问题包括情绪波动、压力、适应困难、人际冲突和自我认知问题等。这些问题通常是暂时的，在日常生活中普遍存在，可以通过自我调节、改变生活方式、寻求社会支持和心理咨询等方式得到缓解和解决。

2. 什么是精神疾病

　　精神疾病是指个体在认知、情感、行为和生理等方面出现显著和持续的异常，症状较心理问题更为复杂和严重，可能包括幻觉、妄想、严重的情绪失调、认知障碍等，导致个体的日常生活、工作受影响，社会功能等方面显著受损。比较为大家熟知的精神疾病包括抑郁症、双相情感障碍、精神分裂症、强迫型人格障碍和广泛性焦虑症等。这些疾病通常需要专业的医疗干预，包括药物治疗、心理治疗、康复训练等，严重时甚至需要住院治疗。

3. 心理问题和精神疾病的成因

　　心理问题的形成通常与多种因素相关。生活中的压力性事件，如工作变动、人际关系冲突等，可能引发短期的心理困扰。个体的人格特质也起着重要作用，例如紧张刻板、过度回避的人可能更容易受到外界影响而产生心理问题。此外，不良的生活习惯、不健康的认知模式等也可能导致心理问题的出现。

　　精神疾病的成因则更为复杂。一方面，遗传因素可能扮演重要角色，某些精神疾病在家族中有较高的遗传倾向；另一方面，大脑的生理结构和功能异常，如神经递质失衡等，也可能诱发精神疾病。环境因素同样不可忽视，包括早期不良的成长环境、重大的生活挫折、长期的精神压力等都可能增加发病风险。

 知识扩展

如何区分心理问题和精神疾病

　　心理问题和精神疾病在症状类型、持续时间、严重程度和处理方式等方面都有差异。

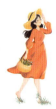

心理问题和精神疾病的区别

项目	症状类型	持续时间	严重程度	处理方式
心理问题	表现为情绪波动、压力、焦虑等,症状相对较轻	相对短暂,可能随着环境的改变或自我调整而改善	较轻微,虽然会造成困扰,但不至于显著影响日常生活功能	可以通过自我调节、心理咨询、生活方式调整(如运动、放松等)来缓解
精神疾病	症状更为复杂和严重,可能包括幻觉、妄想、严重的情绪失调、认知障碍等	持续时间长,可能需要长期治疗和管理	症状严重且持久,显著影响个体的日常生活、工作和社交功能	需要专业的医疗干预,包括药物治疗、心理治疗、康复训练等,严重时甚至需要住院治疗

 误区解读

哪有什么抑郁症、焦虑症,他们这是"矫情病"

请大家不要再把抑郁症和焦虑症患者的痛苦当作是"矫情病"或是个人意志薄弱的表现。当一个人患上抑郁症或焦虑症时,他/她正在经历着我们难以想象的精神折磨,每一刻都在与难以承受的痛苦作斗争。这绝不是矫情,而是真真切切的疾病。他们无法控制自己的情绪低落,无法停止那如潮水般涌来的焦虑。他们并不是无病呻吟,也不是故作姿态,需要我们的理解、支持和关爱,而不是误解和指责。每一个生命都值得被尊重和善待,他们所承受的痛苦需要我们用心去体会,用爱去温暖,给予他们力量去战胜病魔,重新找回生活的希望与勇气。

患上精神疾病丢人吗

小红是一名大学生，最近半年来出门时总是反复多次检查房门有没有关好，每次洗手都要用洗手液洗七八次，平时个人物品必须摆放得整整齐齐，否则就焦虑不安。小红明知道这些行为没有必要，但就是控制不住自己。这些状况极大地干扰了她的正常学习和生活，导致成绩明显下降。她怀疑自己得了强迫症，但她不敢告诉他人，也不敢去看医生。她害怕别人会用异样的眼光看她，会嘲笑她、远离她。她不知道该怎么办，只能一个人默默地承受着痛苦。

 小课堂

1. 患上精神疾病丢人吗

很多人认为患上精神疾病是一件很丢人、很可耻的事情，会被别人看不起，会影响自己的前途和命运。这种想法是错误的，也是不科学的。事实上，精神疾病在全球范围内都很普遍。据世界卫生组织统计，全球每年有数亿人受到心理问题和精神疾病的影响。心理问题和精神疾病与身体疾病一样，是人类健康问题的一部分，就像感冒、发热一样，任何人都有可能患有。患上精神疾病并不意味着你是一个弱者，也不意味着你是一个失败者，不应被视为个人的失败或道德问题。患上精神疾病的确是一种挑战，但患病和应对疾病的过程也让我们更了解自己，甚至激发自己未曾发掘的潜能，更加努力地追求自己的梦想。

2. 公众对精神疾病的常见误解都有哪些

（1）认为患有精神疾病的人都是一样的：精神疾病种类繁多，每种疾病都有其独特的症状和表现形式。同一疾病，不同患者的症状严重程度、病程以及治疗方法也可能大相径庭。

（2）以吵闹程度衡量精神疾病的轻重：病情轻重要以医生的评估为准，很多人以为精神疾病患者不吵不闹就是病情轻微或好转的表现，但却不知情感反应淡漠、行为退缩、孤僻懒散等阴性症状是精神分裂症患者衰退的常见症状。

（3）以为精神疾病一旦吃药就会"被套牢"：实际上，及时就医和合理用药对精神疾病的治疗很关键。治疗并非永久"被套牢"，医生会根据病情及时调整治疗方案，到治疗后期可减药甚至停药。

（4）以为得了精神疾病，人生就"完蛋"了：事实上，许多精神疾病患者经过治疗后能够恢复并继续正常生活。许多名人志士也曾是精神疾病患者，他们仍然取得了成功。

（5）以为精神疾病患者都是暴力分子：精神疾病的种类繁多，症状表现各异。许多患者主要表现为情绪低落、焦虑、恐惧、思维混乱、行为退缩等，而非攻击性。而且，即使在重性精神疾病患者中，出现暴力行为也是极少数情况，并且通常与特定的病情、未得到有效治疗、遭受重大刺激或处于极度紧张的环境等因素有关。

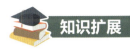 **知识扩展**

对待心理问题和精神疾病的正确态度

无论是心理问题还是精神疾病，我们都应该秉持正确的态度。首先，要消除偏见和歧视，认识到它们都是人类健康问题的一部分，而不是个人的缺陷或耻辱。对于有心理问题的人，我们要给予理解、支持和鼓励，帮助他们积极面对和解决问题。对于精神疾病患者，更应该给予关爱和包容。他们需要专业的治疗和帮助，同时也需要社会的接纳和尊重。我们应该避免对他们产生误解和排斥，努力为他们创造一个友好、包容的社会环境。同时，我们自己也要重视心理健康，定期进行自我评估，及时发现潜在的心理问题。当出现心理困扰或疑似精神疾病症状时，不要忌讳就医，要积极寻求专业的帮助和建议。通过早期干预和治疗，很多心理问题和精神疾病都可以得到有效的控制和改善，让人们能够重新回归正常的生活和工作。

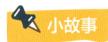 **小故事** **10 月 10 日——世界精神卫生日**

每年 10 月 10 日是世界精神卫生日，该节日是由世界精神病学协会于 1992 年发起的一项全球性活动，每年活动的主题都会有所不同。在这一天，世界各地都会举办各种形式的活动，包括普及精神卫生知识、提供心理咨询和义诊服务、举办讲座和研讨会等，针对当前社会中存在的精神卫生问题进行宣传和教育，以提高公众对精神卫生问题的认识和关注。例如，2024 年我国的主题是"共建

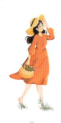
共治共享，同心健心安心"，旨在汇聚社会各界力量，通过多元化宣传渠道，进一步普及心理健康与精神卫生知识，倡导全社会共建心理健康体系，共治心理健康问题，共享心理健康成果，提升各行业心理健康服务水平，提高公众心理健康素养。

答案：1. C；2. D；3. ×

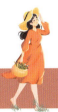

健康知识小擂台

单选题：

1. 依据世界卫生组织的定义，心理健康不包括（ ）

　　A. 个体在认知方面呈现良好状态

　　B. 个体在情感方面呈现良好状态

　　C. 个体没有身体疾病

　　D. 个体在意志行为方面呈现良好状态

2. 当我们面临威胁时，以下哪个结构会迅速被激活（ ）

　　A. 下丘脑　　　　　　　　B. 小脑

　　C. 海马　　　　　　　　　D. 杏仁核

判断题：

3. 性格一旦形成，就无法通过任何方式改变。（ ）

你需要了解的心理健康
基础知识自测题

（答案见上页）

心理健康密码藏在你的生活方式里

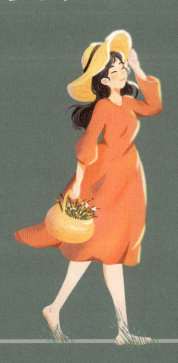

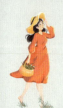
关爱心理健康已是现代生活中不可忽视的重要课题。身心健康是密切关联、相互影响的。想要马上完成 100% 的改变、成为情绪稳定的当代人太困难，但从衣食住行的细节做起就容易得多，既然与身体有关，那么再了解一些小知识，就基本能掌握生活里的心理健康密码。碳水"炸弹"、久坐不动、熬夜等不良的生活习惯都会影响心理健康。本章不讲大道理，只追寻能做得到的小改变，看看怎么吃、怎么睡，如何旅游、运动，是否可以养宠物，以及了解电子产品、烟、酒如何影响心情，最后深吸一口气正念五分钟，让古老的东方智慧帮你稳定心绪。

怎么吃更有利于心理健康

　　健身房更衣室里，李敏（化名）专心地擦着头发，扫了一眼镜子中遍体通红的自己，看到自己疲惫落寞的眼神愣住了，突然抑制不住地把毛巾盖在头上啜泣，眼泪啪嗒啪嗒地往下掉，涌上来的委屈情绪瞬间让自己感到好像已经很久没有快乐了，对很多事情也都失去了兴趣，只是机械地锻炼、咀嚼着高蛋白食物。"七分吃，三分练"，李敏一直牢记这句口号。在她减肥健身的这些日子，远离了油脂、碳水、糖分，但好像快乐和稳定的情绪也一起走远了，现在的自己容易急躁、对什么都感觉淡淡的，可这不是最初减肥健身的目的啊。

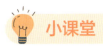

小课堂

1. 为什么饮食会影响心理健康

情绪会影响食欲很好理解，例如许多人在紧张的时候会吃不下饭，但饮食如何影响心理健康呢？情绪和大脑有关，难道还与胃肠道有关吗？当人的饮食发生改变时，肠道微生物群也受到了影响，进而通过脑-肠轴影响到我们情绪的发生地——大脑。这些涉及了饮食，大脑和炎症功能、神经递质和神经肽之间复杂的相互作用。食物通过营养因子影响着大脑的神经递质。不同的饮食习惯摄入不同的营养因子，研究表明高糖、高脂、低纤维饮食与更高的抑郁和焦虑风险相关，而地中海饮食则富含ω-3脂肪酸等，具有抗炎和改善情绪的作用；传统的以蔬菜，水果，鱼肉等海产品，粗加工谷物，适量的奶制品和瘦肉为主的膳食结构能够有效降低焦虑和抑郁风险，而当今较普及的精细加工的食品，则可能增加儿童期精神行为问题的风险。因此，优化饮食中的营养供应，对维持大脑的正常功能至关重要。

2. 哪些营养因子影响心理健康

（1）水与宏量营养素

1）碳水化合物：碳水化合物作为主要的能量来源，可以通过影响5-羟色胺、多巴胺和去甲肾上腺素等神经递质的水平来影响情绪和大脑功能。外源性葡萄糖供应调节谷氨酸、乙酰胆碱和γ-氨基丁酸等神经递质的活性。研究表明：碳水的能量比例增加与抑郁症风险降低有关，在总能量摄入一定的情况下，当饮食中碳水化合物的能量比例增加16%时，患抑郁症的风险可能降低58%。营

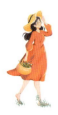

养学家建议每日碳水化合物摄入量为总饮食的 50%~60%，包含土豆、红薯等食物，而不仅仅是白米饭等。

2）脂肪：需要考虑不同种类的脂肪，富含饱和脂肪酸和反式脂肪酸的饮食可能会增加抑郁症的风险，而富含单不饱和脂肪酸和多不饱和脂肪酸的饮食可能会降低抑郁症的风险。多不饱和脂肪酸对神经元的结构和功能具有多效性作用，如抗炎、调节神经内分泌通路、激活关键的神经递质，有助于预防抑郁症。

3）蛋白质与氨基酸：一方面，饮食中摄入的蛋白质是氨基酸的重要来源，氨基酸是大脑内神经递质的前体物质，而神经递质直接影响人的心理状态和感受。如色氨酸是 5- 羟色胺这种神经递质的前体物质，以及酪氨酸或其前体物质苯丙氨酸是去甲肾上腺素的前体物质，5- 羟色胺和去甲肾上腺素等神经递质则直接影响人的情绪。饮食中缺乏这些氨基酸会导致神经递质水平的降低。另一方面，蛋白质本身也会通过血糖来影响心理健康。

4）水：水约占脑质量的 75%，脱水可影响神经系统功能。脱水值 ≥ 1% 时，出现愤怒、困惑、抑郁和疲劳等情绪和状态的风险会显著提升。

（2）维生素：维生素除了在人体中发挥一系列功能外，还通过一系列生理进程的修复和维持来维持神经系统的正常功能，从而维持心理健康。维生素 D 是神经营养物质产生的有效调节因子，维生素 D 缺乏抑郁风险增加 8%~14%。B 族维生素也会通过参与单胺氧化酶的产生、DNA 合成和甲基化以及磷脂的修复和维持来维护神经系统的正常功能。

（3）矿物质：如镁、锌、铁、铜和硒已被确定在调节细胞功能、神经活动以及抗氧化过程中起着关键作用，它们通过影响神经递质水平，进而影响心理健康。

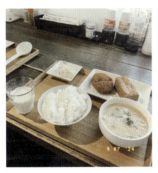 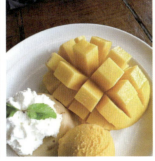 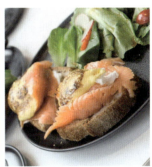

宏量营养素 / 水　　　　　　　维生素　　　　　　　矿物质

营养素和心理健康

 知识扩展 ///

好好吃饭，身心健康

首先，规律饮食对于保持健康至关重要。每天三餐定时定量，摄入合理的营养素，能够让身体得到充分的滋养，维持肠道菌群的平衡，以保证大脑正常的结构和功能。在当代社会，快节奏的生活、信息的快速传播以及短视频等的过度使用，打乱了人们的生活节奏。在这种情况下，食物常常被用作安抚情绪或是惩罚自己。有的人可能会情绪性进食，不分时间、不知饥饱，疯狂进食，又或者惩罚自己某一餐不吃东西。然而规律的生活与饮食对于维持脑 - 肠轴的稳定，精神状态稳定非常重要。

其次，均衡饮食是保证营养因子摄入的必要条件。合理膳食必须由多种食物组成，才能获得前文中提到的各类有助于身心健康的

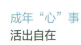
营养因子。现在很多人到医院检测维生素、微量元素，也恰恰是为"精致饮食"买单，还是需要在保证均衡饮食的基础上，再根据自身情况调整饮食搭配。

最后，正确看待美食和健身，它们不是相对立的关系。美食能让心情愉悦但需适量摄入，健身也可以促进多巴胺分泌使人快乐，但也不能因此打破食物的均衡。关心卡路里数值，关心身体质量指数、体脂率等指标的同时，也请关心一下心理健康，我们追求的不是无节制的快乐，也不是极致的美，而应当是身心健康。

误区解读

"低碳饮食"使人情绪稳定

现代健身中常常强调"低碳饮食"（低碳水化合物饮食），即通过多吃蛋白和蔬菜以及补充各种辅酶等，同时限制碳水化合物的摄入，将碳水化合物的供能控制在 5%～10% 的水平（每日摄入量控制在 50～130 克），来达到短时间内快速减重的目的。同时也有各类博主分享经验，认为西方午餐常吃三明治沙拉的行为可以帮助大家稳定情绪、迅速投入下午的工作，而中国人的午餐因为碳水含量太高使得人们下午感到困倦。有一些研究也提到低碳饮食可以降低食欲、稳定情绪，控制精神疾病症状。

然而有更多的研究提出，长期的低碳饮食会导致血糖水平下降，影响 5-羟色胺（一种重要的调节情绪的神经递质）的生成。当碳水化合物摄入不足时，人容易出现抑郁、焦虑等负面情绪。因此，虽然低碳饮食在减肥和健身中受到推崇，但其对情绪稳定性的破坏性影响不容忽视。

怎么睡能让心理更健康

小陈，一位忙碌的广告策划师，因失眠导致工作表现不佳，甚至面临失业风险。他尝试多种方法无效后，偶然读到一篇关于睡眠卫生的文章，决定改变生活习惯。通过规律作息、避免睡前使用电子设备、优化睡眠环境，他的睡眠质量得到改善，工作效率和创造力随之提升，重新赢得了客户和老板的信任。小陈意识到睡眠的重要性，开始注重生活平衡，生活变得更加充实和幸福，工作也有了很大进步。

 小课堂 ....

健康睡眠有哪些注意事项

睡眠是大脑和身体恢复、整合信息和巩固记忆的必要过程，它是我们生活中不可或缺的一部分。良好的睡眠不仅对身体健康至关重要，也是心理健康的关键因素。然而，在快节奏的现代生活中，越来越多的人面临着睡眠问题。那么，怎么才能睡好？怎么睡能让身心更健康呢？

（1）保持生物节律：这种节律也叫生物钟。大家也许有这种体会，每当假期，很多人会晚睡晚起，甚至日夜颠倒，而假期结束后会出现严重的疲劳感，这是因为我们的生物钟被打乱了。每个人

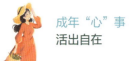
都有自己的生物节律，保持这种节律是十分重要的。所以要养成定时上床和起床的习惯，即使在周末、小长假，也尽量保持一致的睡眠和觉醒时间。

（2）适宜的睡眠环境：首先要尽量减少噪声和光线的干扰，如有必要可以使用遮光窗帘、降噪耳塞等工具。温度与湿度同样会影响睡眠的质量，一个适合自己的枕头往往也能达到事半功倍的效果。

（3）运动：当大家外出游玩，尤其是经过跋山涉水后，当晚的睡眠质量一般都很好。所以适量运动可以改善睡眠，但也要尽量避免睡前3小时内进行剧烈运动。

（4）放松：有很多放松小技巧都可以帮助大家快速地安静下来，多练习可以形成一定的条件反射，帮助加快入睡速度，提高睡眠质量。比如肌肉放松训练、冥想、呼吸训练等。

（5）睡前远离提升大脑兴奋度的活动或物质：含神经兴奋性物质的茶、咖啡、乙醇，手机、平板电脑等智能设备上丰富的娱乐内容，以及电子设备发出的蓝光，都会兴奋神经系统，让我们想睡却睡不着，影响睡眠质量。一般来讲，我们最好睡前1小时就停止使用电子设备或饮用浓茶、咖啡或酒。

 知识扩展

出现睡眠异常怎么办

当我们睡眠状态突然发生了变化，无论是睡眠过多、睡眠过少、入睡困难，还是睡不踏实，总之影响了日常生活，就要十分小心了。因为睡眠不仅仅会影响人的身心健康，而且很多精神、心理问题往往也伴发着睡眠障碍，甚至睡眠问题会是最早出现的症状。如果睡眠问题不能通过以上一些小技巧改善，就要抓紧时间去寻求医生的帮助。

 误区解读

1. 睡眠需求是固定的

每个人的睡眠需求不同，有人一天需要睡够 10 个小时甚至更多；有人只需要不到 5 个小时的睡眠，第二天就会元气满满。甚至同一个人，在不同的时期，睡眠需求也是不一样的。所以具体时间多少并不重要，更重要的是个人感受，能满足第二天的工作生活需要的睡眠就是足够的。

2. 喝酒有助于睡眠

过量饮酒的朋友确实有这种体会，一旦喝多了人就会眩晕困倦，很容易入睡。这是因为乙醇作用到了大脑内的一个受体，这个受体可以控制焦虑和觉醒状态。但是这个受体也会疲劳，当它习惯了乙醇的作用，只有在乙醇的影响下才能正常发挥作用来帮助人们入睡时，那么在不喝酒的情况下，睡眠问题就会更加严重，这与"借酒浇愁愁更愁"是一个道理。此外，乙醇还会造成多个脏器损害，导致注意力、记忆力等下降，并有成瘾风险，威胁个体的身心健康。

3. 催眠药可以完全解决失眠

可能有人认为，有了催眠药，睡眠问题就都可以迎刃而解了。

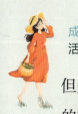
但是催眠药更多是用来处理暂时的失眠，或协助改善其他疾病伴发的睡眠障碍，并不建议长期使用，因为理论上催眠药都会存在一定的成瘾问题。此类药物一定要在医生的指导下合理使用。

睡眠对心理健康至关重要，它们相辅相成，相互影响。了解睡眠的基本知识，采取有效的应对措施，并避免常见的误区，可以一定程度上提高睡眠质量，从而促进心理健康。

旅游能提升心理健康水平吗

两年前，56岁的苏阿姨带着一顶帐篷，驾车离开家，走上了对生活的"反叛"之路。两年多来，她走过上百个地方，学会了操作无人机以及同时用两台运动相机拍摄，也体会到了久违的"左右自己命运"的畅快。在社交媒体上，苏阿姨分享了自己的感受："当我真正地跨出自驾游这一步，才意识到我的人生应该有自己的规划和节奏。"一时间，她的旅游视频伴随着"勇敢的人先享受世界"等标题频繁出现在各大网络平台。

 小课堂

1. 旅游与心理健康的关联有哪些

旅游是指人们离开常住地，前往其他地方进行短暂停留和游览的活动。旅游活动具有多样性、异质性、互动性和体验性等特点，能够给人们带来全新的感受和体验。旅游与心理健康之间存在着密切的关联。一方面，旅游活动能够缓解压力、减轻焦虑，提高个体的心理健康水平；另一方面，心理健康状况良好的个体更容易享受旅游带来的乐趣和体验。

2. 旅游对心理健康有什么积极影响

（1）缓解压力与不良情绪：旅游活动能够让人们暂时摆脱日常工作和生活的压力，放松身心。在旅游过程中，人们可以欣赏美丽的风景、品尝当地美食、参与各种活动，从而减轻焦虑和紧张情绪。此外，新环境和新鲜体验可以激发积极情绪，如快乐、兴奋和满足感，有助于调整心态和情绪。

（2）提高自我认知与自信心：旅游活动能够让人们接触不同的文化、人群和环境，从而拓宽视野、增长见识。在旅游过程中，人们需要面对各种挑战和困难，通过克服这些困难，能够提高自己的自我认知能力和自信心。此外，旅游还能让人们更好地认识自己、了解自己的需求和价值观。

（3）促进社交与人际关系：旅游活动是一种社交活动，能够让人们结识新朋友、拓展社交圈子。在旅游过程中，人们需要与导游、同伴和其他游客进行交流和互动，这有助于人际关系的建立和发展。此外，旅游还能让人们更好地了解不同文化背景下人们的思维方式和行为习惯，有助于增进跨文化理解和尊重。

（4）提升生活满意度和幸福感：旅游活动能够给人们带来愉悦和满足感，提高生活满意度和幸福感。在旅游过程中，人们可以体验新奇和刺激，获得精神上的满足和享受。此外，旅游还能让人们重新审视自己的生活和工作状态，从而调整自己的生活方式和价值观。

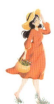
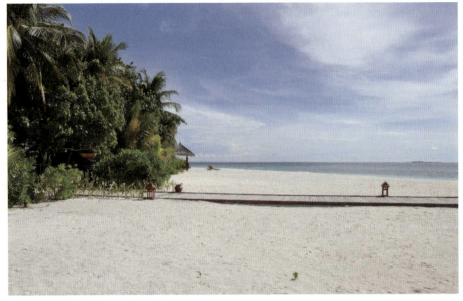

旅游对心理健康有积极影响

 知识扩展

旅游对心理健康有哪些潜在风险

尽管旅游对心理健康具有诸多积极影响，但也存在一些潜在风险。以下是一些需要注意的方面。

（1）旅途疲劳和不适感：长时间的旅行可能会导致疲劳和不适感，对个体的心理和身体健康产生负面影响。因此，在旅游过程中，需要注意合理安排行程和休息时间，避免过度疲劳和不适感。

（2）旅游安全问题：旅游活动中存在着一些安全风险，如交通事故、自然灾害等。这些风险可能会对个体的心理健康产生负面影响。因此，在旅游过程中，需要注意安全问题，遵守旅游景点规定和注意事项。

（3）文化冲突和适应问题：旅游活动中涉及与不同文化背景的人交流和互动，可能会导致文化冲突和适应问题。这些问题可能会对个体的心理健康产生负面影响。因此，在旅游过程中，需要尊重当地文化和习俗，避免文化冲突和适应问题。

 误区解读

旅游是逃避现实的手段

旅游的目的不是逃避，而是通过旅游来改变自己看待事物的心态。在看过世界之后，你会发现换一种角度思考，有些问题就会迎刃而解；换一种心态，有些烦恼就不会一直是烦恼，甚至你还有可能从中找到真正解决现实困境的方法。为了更好地利用旅游提升心理健康水平，需要选择适合自己的旅游目的地和活动、合理安排行程和休息时间、保持开放的心态并将旅游体验融入日常生活中。

运动和音乐对心理健康有影响吗

"轻轻地吸气，缓缓地吐气，把注意力放在呼吸上，随着每一次呼吸，身体变得越来越放松，越来越舒服。"在瑜伽房里，跟随着瑜伽师的引导，伴随着舒缓的轻音乐，小艾在做放松练习。近半年来，每周一次瑜伽课已成为小艾生活中的一部分，随着练习的深入，她也对自己的身体和情绪有了更多的觉察和了解，气色改善了，整个人也更平和了。

小课堂

1. 运动是改善情绪的天然处方

除传统的药物治疗和心理治疗外，运动也是一种有效改善情绪的方法，规律的运动能刺激大脑释放内啡肽、降低皮质醇水平，以及提高多巴胺和 5- 羟色胺水平，利于缓解情绪、减轻压力，改善睡眠及认知。运动不仅是一种身体锻炼，更是一种情绪疗愈的方式，运动的方式和类型因人而异，一般推荐每周锻炼 3 ~ 5 次，每次持续 30 ~ 60 分钟，这样的运动量使得心理健康层面的获益最大。

2. 为什么音乐治疗有助于心理健康

音乐对我们的心理健康产生积极影响，音乐治疗对心理健康的作用机制是多方面的，常见的观点有以下几方面。

（1）音乐的感官刺激：音乐通过听觉刺激引发情绪的共鸣和情感的释放，帮助个体缓解压力和舒缓情绪。

（2）生理效应：音乐对认知神经具有调节作用，影响免疫系统、内分泌、神经递质释放等，从而对身体健康产生积极影响。

（3）心理效应：音乐有助于改善情绪，激发情感，消除由心理、社会因素所造成的紧张、焦虑、忧郁、恐惧等情绪。

运动和音乐如何
改善心理健康

（4）社会效应：通过与他人分享音乐，有利于提高沟通能力，加强人际关系，增强社会归属感和支持感。

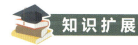 知识扩展

1. 初学者如何开始冥想练习

在"压力山大"和容易焦虑的现代社会，冥想成为许多人放松情绪和调节睡眠的一种活动，通过特定的方法和技巧，使心灵达到深度放松。冥想是对大脑思维的训练，就像运动是对身体肌肉的训练一样，对于初学者，可以通过以下步骤和建议来练习。

（1）了解冥想，建立正确的期待。

（2）找一个安静、舒适的环境，减少外界的干扰。

（3）可设置一个固定的时间，选择舒适的姿势，如盘坐、跪坐或坐在椅子上。

（4）集中注意力，可关注呼吸，或身体的某个部位。

（5）随着练习深入，可逐渐延长练习时间，记录自己的体验，保持耐心。

2. 练习初始阶段，需要注意的几个问题

（1）之前未做过冥想相关练习不知如何进入，可选择带有指导语的音频，跟随指导练习。

（2）思绪飘来飘去，很难集中注意力，这对于初学者来说是一种常见现象，当我们意识到自己思绪飘走了，只需要温和地拉回来即可，不批判自己，保持耐心。

（3）很难坚持，有人因为未看到效果放弃，也有人因为效果好、焦虑很快缓解而不再坚持。可选择不同的形式尝试，最可贵的是持续练习。

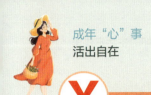

✗ 误区解读

过度运动会引发厌食症

过度运动本身不直接引起神经性厌食症，但过度运动可能是厌食症患者的一种行为表现。神经性厌食症患者即使体重过低，仍然特别恐惧体重增加，过度运动可能是其试图控制体重和消耗更多热量的一种方式。运动量并非越大越好，每个人要结合自己的实际情况和兴趣点，选择适合自己的运动。

📌 小故事 音乐治疗的由来

音乐治疗作为一种治疗手段有着悠久的历史，大约 4 000 年前，古埃及人就已经使用音乐来减轻患者的疼痛，并称音乐为"灵魂之药"。在中国，约 2 000 年前，在《黄帝内经》中，提出了"五音疗疾"的概念，古人根据宫、商、角、徵、羽五种民族调式音乐的特性与五脏五行的关系来选择曲目进行治疗。古希腊和古罗马的历史著作也曾有过记述，比如扫罗王召大卫鼓琴驱魔（其实是精神不宁）的故事。

萌宠是怎么促进我们的心理健康的

周三傍晚，李姐牵着边境牧羊犬多多开心地朝家走去，今天在宠物公园又遇到了隔壁小区养宠物狗的小丽，两个人在一起交流如何照顾狗狗。李姐是一名全职太太，儿子目前读高一。她一年前在餐厅吃饭时突然感觉心率加快、呼吸困难、有窒息感、手脚发软，从此逐步回避人多的地方，担心外出，医院诊断为惊恐障碍。丈夫送给李姐一只边境牧羊犬，李姐每天需要遛狗，活动范围逐渐增加，甚至还和小区多个养狗的邻居发展为朋友。

 小课堂

1. 萌宠从哪些方面促进我们的心理健康

在现代社会，宠物不仅是家庭的一员，更是人们情感寄托和精神慰藉的重要来源。宠物对心理健康有着积极的影响，主要体现在以下几个方面。

（1）提供情感支持：宠物为我们提供爱和陪伴，尤其在面对生活压力和孤独感时，宠物的陪伴能够提供安慰。

（2）缓解心理压力：与宠物互动能够显著降低人体的压力激素（如皮质醇）水平，同时增加愉悦激素如内啡肽的分泌。

（3）促进社交：宠物能够成为社交的媒介，帮助打破陌生人之间的隔阂，促进邻里间的交流。

（4）提供目标和秩序感：照顾宠物的日常为个体提供了目标和秩序感，有助于避免沉迷于负面情绪等。此外，宠物还能改善生理健康，研究表明养宠物有助于降低罹患心血管疾病、老年期痴呆的风险，和癌症患者的恢复速度也有正相关。

宠物对心理健康的积极影响是多方面的，它们不仅是家庭中的宠物，更是许多人生活中不可或缺的伙伴。

2. 对有情绪困扰的人，推荐哪些宠物

选择宠物时，需要考虑动物的品种、性格、健康状况，主人的生活方式、喜好、需求等，没有一个标准的宠物适用于所有的人。推荐一些友好、温顺、稳定、健康的品种。

（1）狗：像拉布拉多寻回犬、金毛寻回犬、边境牧羊犬等，它们能够提供情感支持，帮助人们缓解压力和焦虑。

（2）猫：一些性格温和、适应力强的猫能够很好地与人互动，提供情感上的慰藉。

（3）兔子：比较温顺和易于照顾，兔子通常能够适应不同的环境，与人建立友好的关系。

（4）鸟类：如鹦鹉，能够模仿人类的语言和声音，为人们带来欢乐，等等。

可以根据自己的需求，了解动物的习性，选择合适的宠物陪伴。给宠物定期接种疫苗，和宠物互动时，请注意个人防护和环境卫生，预防宠物传染病的发生，保障人类和宠物的健康安全。

 知识扩展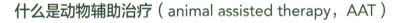

什么是动物辅助治疗（animal assisted therapy，AAT）

这是一种将动物纳入治疗过程中的干预方式，旨在通过与动物的互动来改善或维持个体的身体、心理、社会和精神健康。这种方式并不是鼓励患者饲养动物，而是在专业人员如护理师、医师、治疗师、社工等人的指导下使用经过特殊筛选和训练的动物的一种辅助性治疗手段。目前不少动物辅助治疗在医院病房、儿童心智发展

中心、特殊儿童教育机构、康复病房等场所实施，所涉及的动物通常是狗和猫。动物可以减少患者对治疗的戒备心和距离感，促进治疗师和患者的有效沟通。很多难以和人交流的患者却愿意和动物沟通，觉得动物可以理解支持他们，同时对动物进行抚触、拥抱，也有利于患者建立安全感。目前动物辅助治疗已被证实对多种疾病如抑郁症、焦虑症、孤独症等有治疗作用。如研究表明：海豚的参与可以提高孤独谱系障碍患者的社交功能，养狗可以减轻退伍军人的创伤后应激症状，增加其情绪调控能力。

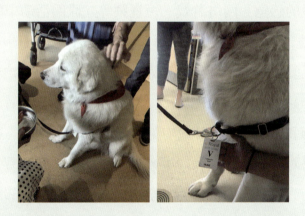

渥太华皇家心理健康中心（The Royal Ottawa Mental Health Centre）的
治疗犬 Olive

电子产品如何影响我们的心理健康

小明 21 岁，大学二年级，出现了使用电子产品失控的情况。上大学期间小明玩手机、电脑的时间逐渐增多，基本以打游戏、看短视频为主，和同学交流减少，很少出宿舍，甚至出

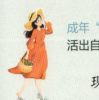
现日夜颠倒、吃饭不规律的情况。大二下学期他多门成绩挂科或缺考。辅导员联系家长将其送至医院就诊，考虑游戏障碍（俗称游戏成瘾），在门诊接受长达1年的心理治疗后症状逐渐好转并复学。

 小课堂

1. 网络世界为什么吸引我们

大脑中的奖赏环路是人类保持生存的重要环路，激活时会产生欣快、愉悦的感觉。网络游戏、短视频等互联网活动中的设置，如间断性奖励、不确定概率获益等，能够激活人类大脑内的奖赏系统，导致反复使用电子产品的行为。近年来，青少年、老年人过度使用电子产品的问题尤为突出。

青少年和成年早期群体具有好奇心强、冲动性高、追求同伴的认可、容易对即刻奖赏事物产生兴趣等特点，并且容易受到亚文化影响，从而尝试各种网络行为甚至成瘾。除此之外，部分人群本身为了逃避现实困难、不良情绪、现实低成就感或者社交焦虑，没有通过正确途径求助，而转向虚拟世界寻求答案，从而产生过度使用网络行为。

2. 电子产品使用对心身健康有何影响

我国过度游戏行为发生率高达20%，游戏成瘾发生率在5%左右，健康使用网络能够很好地调剂我们的生活，但如果过度使用网络及电子产品，可能对身心产生危害。

过度使用电子产品影响心身健康，带来明显视力疲劳、视力下降等损害，日夜颠倒、营养不良等后果。此外，过度使用网络行为个体可能出现焦虑、抑郁、内疚等不良情绪，动力不足，不愿意接触现实朋友及社会，甚至在父母进行管教时出现烦躁易怒、冲动自伤等行为。部分患者在成瘾之后出现社会退缩，不愿意上学、不愿意外出，严重危害青少年长远发展。

3. 游戏成瘾是一种精神疾病吗

2018 年世界卫生组织宣布将游戏成瘾作为精神疾病分类，开启该疾病规范化诊疗的新篇章。一般来讲，在过去 12 个月内出现显著的游戏行为问题，包括失控性游戏行为（比如对游戏开始、结束、频率、时长、卷入程度、充值等无法自控），将游戏行为作为生活的优先事项，甚至以前的兴趣爱好、睡眠进食都不重要了，明知过度游戏行为造成一定心身伤害，社会功能损害仍然无法停止，就有可能是游戏成瘾。

 知识扩展

1. 游戏成瘾该如何治疗

游戏成瘾符合从健康游戏行为 - 过度游戏行为 - 成瘾的发展规律，预防十分重要，包括在青少年等易感人群中普及健康游戏概念，对于过度游戏行为个体早发现早干预。

对于确诊游戏成瘾患者，目前没有特异药物可以治疗，主要还是以综合社会心理治疗为主，包括认知行为治疗、家庭治疗、成瘾行为矫正训练等。如果合并焦虑、抑郁等其他精神疾病，需要同时处理。

2. 如何合理使用电子产品，预防上瘾

（1）制订合理使用时间，监测成瘾风险：根据假期、学业、

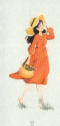

职业等，合理安排电子产品使用时间。自我监测，如果出现以上失控性网络行为，需要及时到专业机构寻求帮助。

（2）识别及处理情绪问题：如果有压力增大、焦虑、抑郁等情绪问题，可以通过情感宣泄、适度运动、良好睡眠、规律饮食、转移注意力等方式调节情绪。如果问题持续存在，则应及时寻求专业机构帮助。

（3）培养兴趣爱好：丰富自身生活，培养健康的兴趣爱好，也是预防成瘾的重要途径。

 误区解读

控制电子产品使用就可以缓解游戏成瘾

电子产品如何影响我们的心理健康

很多家属可能发现简单采取控制电子产品、断电断网等方式对减少电子产品使用效果甚微，甚至引发激烈亲子冲突。过度使用电子产品可能源于现实中社交困难、情绪问题、低自尊等，游戏可能是他们回避现实困难及缓解负面情绪的方式。因此，分析电子产品过度使用的原因，深入讨论解决现实困难的方案，可能才是成功控制电子产品使用的前提。

饭后烟和酒，快乐不再有

老张56岁，是一名业务员，饮酒30余年。他20多岁工作后开始接触烟酒，一开始只是社交场合下偶尔与他人一起抽烟喝酒，1年多后逐渐成瘾，目前基本每天抽20支烟，每天饮高度白酒三四两。家人对老张抽烟饮酒表示不满，但是不让其抽烟和喝酒他就感觉浑身不舒服，大发脾气，家里经常鸡犬不宁。老张总是说"饭后一支烟，赛过活神仙""不喝酒没朋友""我就这么点爱好了"。去年老张体检发现脂肪肝、轻度肝功能异常，咨询医生后建议改变生活方式，戒酒后半年老张开心地发现脂肪肝消失，肝功能也恢复正常。

 小课堂

1. 烟酒会带来什么样的危害

乙醇与200多种疾病、损伤和其他一些健康问题相关，如酒精依赖、肝硬化、某些癌症、心血管病、焦虑抑郁，也会导致危害社会公共安全行为，如酒驾、暴力伤人、自伤等。2019年乙醇所致死亡人数在全球范围内为260万，在男性中乙醇所致死亡占全球总死亡人数的7.7%，女性的这一比例为2.6%。

烟草中含有尼古丁，是高度成瘾性物质。烟草使用可导致癌症、肺部疾病、心血管病等。吸烟的人比不吸烟的人平均寿命缩短10年。此外，吸烟也会威胁周围人健康，吸烟者家人罹患肺癌、心脏病、哮喘的概率更高。

2. 烟酒如何影响心理健康

尼古丁、乙醇都是精神活性物质，使用后会通过各种途径激活奖赏系统，让人产生愉悦、舒适等感觉，有部分的抗焦虑效果。与其他成瘾性物质一样，反复使用后会改变大脑奖赏系统、记忆系统及认知控制系统，也会发展为成瘾性疾病，导致个体躯体依赖、精

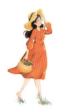
神依赖，忘不掉、离不开这些成瘾性物质。

3. 烟酒成瘾后好戒吗

成瘾是个体在环境（同伴影响、易获得、生活应激事件等）、生物（成瘾具有家族聚集性，与多巴胺系统异常等有关）、心理（抑郁性格特征、冲动特质等）多种因素作用下，逐渐发展出来的神经病理性适应过程。成瘾具有慢性化、易复发的特点，需要在医疗、社区、家庭等多种力量帮助下进行长期的综合社会心理干预，才能维持戒断效果。

烟酒成瘾患者及家庭会感觉非常难以控制地使用烟酒，反复发作，觉得患者意志力薄弱，长期反复容易丧失戒断的信心。在戒断过程中，我们要有正确的认识：烟酒成瘾的本质是一种慢性复发性脑部疾病，需要多方力量长期努力，才能达到长期戒断的目的。

 知识扩展

如何戒瘾

根据患者戒断动机、心身健康水平、家庭等社会支持情况，制订治疗目标，如长期戒断，促进回归正常生活等。针对停用烟酒等成瘾物质可能出现烦躁、焦虑、睡眠问题等戒断症状，短期内可在医生指导下使用特定药物治疗，减轻戒断症状，一般 3～5 天戒断症状消失后停用这些药物。针对精神依赖，医生会制订个体化心理干预方案，采用成瘾认知行为疗法、动机激励、行为管理、家庭治疗等，进行长期心理社会干预，改善对成瘾的错误认知、掌握戒瘾行为技巧，维持长期康复。针对合并其他躯体或心理疾病情况，可咨询相关专科医生处理。

 误区解读

电子烟没有危害

电子烟是将烟油雾化吸入呼吸道，传言没有经过燃烧没有危害。但大量证据提示，除了高浓度尼古丁容易上瘾，电子烟中溶剂丙二醇、甘油、化学香料等变成气溶胶有致癌、损害肺部的可能，甚至有部分非法电子烟添加依托咪酯、苯丙胺（俗称冰毒）、大麻等非法成瘾物质。因此电子烟并不安全，也不推荐作为烟草戒断替代物使用，特别要警惕青少年群体中电子烟的使用。

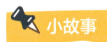 **5月31日——世界无烟日**

世界卫生组织将每年5月31日定为世界无烟日，旨在预防烟草成瘾及降低烟草的危害。2020年世界无烟日主题为"保护青少年 远离传统烟草产品和电子烟"，揭露烟草行业吸引年轻人的策略，包括无烟烟草、水烟和电子烟中加入引诱年轻人的调味剂，在年轻人流行的活动中宣传促销烟草制品、利用社交媒体和有影响力的人物促销烟草制品。2024年世界无烟日主题为"保护青少年免受烟草危害"，旨在为世界各地年轻人提供平台，让他们敦促各国制定政策，保护他们免受掠夺性烟草营销策略的影响。

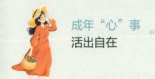
古老的东方智慧——正念

　　财务小李今年 32 岁，近期感觉压力大，容易急躁，忧心忡忡，总感觉有什么不好的事情要发生，经常入睡困难，睡眠中容易醒来，甚至一阵阵心慌。1 个月前他通过工会的员工关爱活动，参加了为期 12 次的正念课程。通过课程和日常的练习，小李逐渐学会了通过关注呼吸和身体的感受将注意力集中在当下，学会了减少对自我的批判，开始接纳现在的自我。小李感觉内心比以前平静不少，之前焦躁的感觉也逐渐消失。

 小课堂

1. 什么是正念

　　正念（mindfulness）是一种起源于东方传统文化的心理治疗方法，经过现代心理学的系统研究和临床实践，逐步发展成科学、可操作的干预技术，被归为第三代认知行为疗法。简单来说，正念是有意识的、不带评判的，保持对当时当下的觉察，并重整内心状态的态度及做法。

　　正念通过培养对当下的觉察和不评判的态度，能有效地减少负性思维，提高对痛苦的耐受力，减轻内在痛苦感觉、减缓压力，改善焦虑抑郁情绪的作用。健康人群也可以通过正念训练增强专注力、记忆力及创造力。

　　正念是一种态度和做法，强调将注意力停留在此时此刻，其核心理念主要包括以下几点。

（1）不评判：每个人的评价体系来源于历史经验，可能不适用于目前环境。正念要求训练个体不偏不倚，不对现有事物进行对错好坏的判断及评价，而是开放觉察。

（2）接纳：接纳自我、接纳当下事物，不接纳可能导致不良情绪及不切实际的自我形象，接纳是改变的前提。

（3）初心及耐心：保持好奇心，把生活中接触的事物当作第一次面对，保持新鲜的态度，耐心地面对生活每个事物。

（4）自我慈悲：学习自我照料，信任自己、相信自己，并且不要对身心做自我伤害、人格批判。

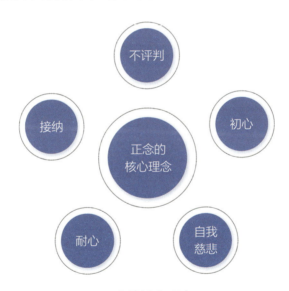

正念的核心理念

2. 如何开始正念训练

正念呼吸是较为常用的方法，主要理念是将注意力停留在呼吸上，是观察呼吸的过程和变化的一种练习方法。对于入门个体，可

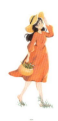
以采取平躺或笔直坐姿，闭眼，通过腹式呼吸的方式，将注意力集中在呼吸上。在这个过程中体会吸气时腹部隆起、呼气时腹部紧缩的感觉，也可以体会气体进入身体及排出的过程。在这个过程中可能会发现

认识正念

自己的注意力会被周围事物以及自己的想法分散，这时候只要觉察到这一点即可，不评价和批判，然后轻柔地将注意力拉回来，重新集中在呼吸上。正念呼吸能够让身体及思想得到放松，恢复对自我的觉察。

 知识扩展

1. 除了正念呼吸，还有什么其他正念训练方法吗

掌握正念核心理念，可以将正念应用到生活的各个方面，如正念地吃、正念地走路等。

（1）正念地吃：通过手指的触感，嗅觉，视觉，舌头触觉、味觉，试着感受这个食物的特性特色。最典型的是吃葡萄干练习，先观察葡萄干表面褶皱、观察光线在上面的变化，闻一闻葡萄干的气味，再体会葡萄干放入口中的触感、缓慢释放的味道，再缓慢咀嚼，感受葡萄干的味道及下咽的过程。

（2）身体扫描：平躺或坐直，从正念呼吸开始将注意力集中，然后将注意力从头到脚，或从脚到头，逐渐感觉身体每个部分的感觉。整个过程可能会分心、出现杂念，只要将注意力拉回来即可。

2. 正念对大脑有何影响

正念训练是将注意力集中在当下简单的事物。正念可以促进与

注意力维持及控制的脑区如背外侧前额叶的激活，实现对分散注意力事件更强的控制。正念可以减少大脑默认网络的活动，大脑默认网络通常在不需要积极思考时活跃，与回忆过去、思想游荡有关。默认网络活动的下降使注意力更多关注在当下，提升心理健康水平。正念训练还能通过增强大脑控制网络的功能连接，进而减少默认网络的活动。正念还可以激活大脑突显网络，而突显网络被认为是大脑网络活动切换的关键桥梁，正念特质越高的人大脑状态之间的转换越多。

答案：1. B；2. C；3. ×

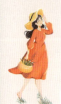

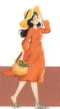

健康知识小擂台

单选题：

1. 以下哪种营养因子主要获取渠道搭配不当（　　）

    A. ω-3 脂肪酸——鱼油

    B. 维生素 D——蔬菜

    C. 维生素 D——充足日晒

    D. 单不饱和脂肪酸（MUFA）——牛油果

2. 下列哪项不属于音乐治疗对心理健康的作用机制（　　）

    A. 通过听觉刺激引发情绪的共鸣

    B. 调节认知神经

    C. 提高技能

    D. 增强社会归属感和支持感

判断题：

3. 电子烟只有成瘾性，不会导致其他躯体疾病。（　　）

心理健康密码藏在你的
生活方式里自测题

（答案见上页）

亲密关系中的
心理健康

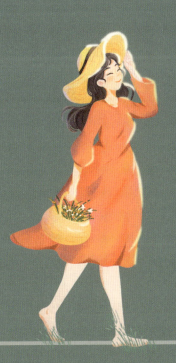

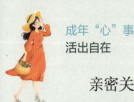

亲密关系是人际关系的核心，满足了我们对归属和爱的基本需求。亲密关系的建立和维持能力在展现个体心理健康状况的同时也影响个体的心理幸福感。什么是亲密关系？爱能持续多久？如何表达爱？为何有人求爱而不得？为何有人频频为爱失控？幸福婚姻的秘诀到底是什么？为何有人会在爱中受伤害？本章围绕亲密关系，从爱的开始、爱的表达、爱的维持到爱的结束，通过九个和我们每个人密切相关的亲密关系的话题，帮助我们了解建立和维持亲密关系的真谛。

到底什么是爱

　　28 岁的张艳（化名）在一场相亲活动中认识了现男友，当时觉得对方身高 183 厘米，外形帅气，衣着时尚，认识一周便确定了恋爱关系。然而，一起相处后，两人经常因为一点小事就争吵，彼此看不惯对方的工作和生活方式。张艳不想放弃这段感情，却对两人的未来感到没有希望。

 小课堂

1. 两性关系中的爱是什么

　　爱的概念太过复杂，两性关系中的爱常特指爱情。众多先哲究其一生仍无法对爱情给予一个准确恰当的定义，但这并不影响人们去"爱人"与"被爱"。人本主义哲学家弗洛姆认为，爱产生于人们对孤独的焦虑。而认知心理学家斯腾伯格的"爱情三角理论"认为，爱情包括亲密、激情、承诺三种基本成分。进化心理学中的"高级配位理论"则认为，爱情的本质和表现形式是通过人类的进化历史逐步形成的，以适应不同的环境和生存压力。总之，爱情是在情感和心理上深深连接两个人的强烈情感纽带。它不仅仅是激情和浪漫，还包含了多种无法被定义和衡量的成分。爱情的魅力或许恰恰在于无人能道出其全部真谛。

2. 稳定的亲密关系应该具备哪些特征

（1）亲密关系中的双方愿意积极承担自己的责任：很多人在与异性确定关系后，只想要被爱，只知道索取，而忽略自己也需要积极地付出和承担责任。试图通过更换对象和改变别人去逃避和推卸亲密关系中的责任，这是不太可能的事情。

（2）愿意去解决问题而不是发泄情绪：在亲密关系发展中，一定会出现各种新问题。遇到问题，双方控制好情绪，冷静处理，承担各自的责任，慢慢想办法解决问题，痛苦和麻烦就会很小。而如果亲密关系中充斥着情绪暴力，经常因小事情互相指责、批判，再好的生活都会变得一团糟。

（3）亲密关系中的双方各自都是幸福的人：另一半只是你的搭档，并不是你的救世主。单身的时候感到幸福，对生活的满意度高，那么进入亲密关系后大概率也会幸福。如果自己本身就不幸，指望别人能带来幸福大概率是不可能的。能让你幸福的，关键还是在你自己！

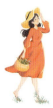

知识扩展

亲密关系与一般朋友关系有哪些区别

亲密关系和一般朋友关系至少在六个方面存在程度差异：了解、关心、相互依赖、相互一致、信任以及承诺。

这六个方面未必全部出现在亲密关系中，任何一个要素都可以单独出现于亲密关系之中。首先，亲密的伴侣彼此间有着广泛而私密的了解。他们熟知彼此的经历、爱好、情感和厌恶，而且一般不会与其他人分享。亲密关系的双方生活也是交织在一起的，彼此相互照应。亲密伴侣的相互依赖性是指他们彼此需要的程度和影响对方的程度，这种依赖性比普通朋友更频繁、强烈、持久和不同。值得注意的是，人际关系变得相互依赖时，一方的行为在影响自己的同时也会影响对方，两人会融合为一体，在生活表现上会变得更加一致。这与朋友间和而不同的相处方式有着明显区别。其次，亲密关系的另一个特点是信任，期望对方会善待和尊重自己，双方相处中会有幸福感，而不是被伤害。最后，亲密伴侣通常会承诺他们的亲密关系，希望他们的关系能持续一生，并为此不惜投入大量的时间、精力和物力。

 误区解读

找到对的人就能获得真爱

大多数人认为，什么都不用学，我们自然就能爱；爱的关键是找到正确的对象——一旦找到，万事顺遂，从而忽略了去学习爱人的能力。在人际交往初期会依靠外貌形象来选择爱的对象，会错误地把爱上这个短暂感觉与相爱这个永久状态混为一谈。一次约会、一次交谈带来的这种爱情的愉悦感，本质上不能持久。随着越来越了解对方，失望和分歧就会逐渐出现，最终一拍两散。在现实生活中，学会自我幸福，学会承担责任，学会用合理的办法共同处理矛盾和解决问题，是亲密关系长久的主要途径。

为何我总想考验 ta 对我的爱

　　王明（化名）经人介绍认识了现在的女朋友，他们起初交往还很自然。在新鲜感过后，女友开始信奉网络上推崇的"爱你的男人会舍得为你花钱"的理念，经常将各种购物链接发给他。如果王明拒绝，两人就会进入冷战，直到被迫购买才会和好如初。有时候女友会发各种测试来问自己，如果回答不满意就可能会被拉黑。直到王明用其他方式加回好友，诚恳道歉，做出各种承诺后才能哄好。王明感觉耐心被耗尽，决定如果下次女友再把他拉黑，就和她彻底分手。

 小课堂

1. 为什么有些人在两性交往中喜欢考验对方

　　这主要与部分人自我评价低，认为自己不值得被爱，或者缺乏安全感有关。他们常常对亲密关系感到焦虑或回避和人建立亲密关系。焦虑体现在亲密关系中不信任对方，要对方不断安慰和给自己

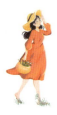

承诺，反复证明爱自己，才能获得暂时的安全感。回避体现在因为害怕失望和背叛，而不愿意跟人建立亲密关系，想通过考验劝退对方或保持距离，以减轻分手的失落感。这就会导致，即使遇到很喜欢的人，也不敢主动追求或接受表白，最终无法建立持久的亲密关系。

2. 如何变考验对方为考察对方

通过考察来逐步加深了解，是建立和维护亲密关系的一种有效策略和途径。和喜欢的人一起旅游或者合作完成一项事务，是一个考察对方是否能长期相处的机会。旅行和工作中总会遇到点意外和糟心事，比如旅行中可能会很累、处理琐碎事务、花费超预算等。在这个过程中，对方是否会抱怨指责，是否会生闷气挂脸色，是否能静下心来沟通商量，是否会冷静但积极地处理问题，都是判断一个人是否合适进入亲密关系的重要信号。

 知识扩展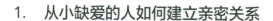

1. 从小缺爱的人如何建立亲密关系

（1）认识缺爱的自己：只有了解自己，才能解决缺爱的问题。了解自己，就是了解自己的性格、思维和行为模式是怎样形成的。做自我觉察，去理解是什么导致自己缺爱。比如，因为缺乏安全感，导致自己在亲密关系中出现焦虑和回避心理，甚至在与人深度交往中会做出各种超出当前关系的行为，最终影响自己建立持久的亲密关系。

（2）学习爱的原理和方法：爱是一门修行，需要终身学习技巧和方法，不是一句话的事。所以需要了解爱的原理，你才知道如何爱自己、爱他人。本质上，爱就是能看见自己和他人的需求，能接纳自己和他人的不完美，能肯定和鼓励自己和他人积极的一面。

（3）理解两性的差异：很多时候男女的冲突与不理解，不是因为不够爱，而是双方对两性思维和行为上的差异完全没有概念。理解两性思维上的差异，让你对异性多一份包容和理解，更好地换位思考，才能减少亲密关系中的冲突摩擦，建立稳定的亲密关系。

2. 在与异性发展亲密关系时，有什么合适的沟通原则吗

有三点原则，不仅适合两性间沟通，其他人际交往场景也适用：①做真实的自我；②尊重对方；③练习合适的表达。

这里的做真实的自我，是学会把注意力从他人转移到自己本身，学会接纳不完美的自我，减少精神内耗，正视自己的欲望，承认自己的弱点，不欺骗自己。真诚坦率地表达自己的感受、需求和期望。避免隐瞒或撒谎，尝试建立信任的基础。

而尊重对方指的是尊重对方的观点和感受，即使你不完全同意，也要做到形式上的尊重。积极倾听对方，给予对方充分表达的空间。通过反馈表示理解对方，避免轻视或否定对方的感受。明确自己的界限并尊重对方的界限。了解什么是可以接受的，什么是不可接受的，并在需要时清晰地表达这些界限。

最后要强调的是练习合适的表达。很多人在传统的家庭、学校或社会生活中长期处于被动接受（长辈、老师、领导）教育和指导的状态。很多人没有形成礼貌的、逻辑清晰的沟通交流习惯，也不会去注意肢体语言、表情和语气。尽管从道理上知道应该表现出真实自我以及尊重对方，但是只要一开口，这些人常表达不清自己的本意，还常常得罪人。此外，当发生分歧时，还应避免情绪化反

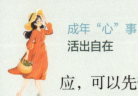
应，可以先暂停一下，冷静下来再继续交流，寻找解决方案。

亲密关系中的边界如何把握

　　小美和小张是一对恋人。小美喜欢独处，但小张总是想要黏在她身边。小美多次表达需要一些个人空间，但小张认为恋人之间不应该有秘密和距离。有一次，小张未经小美同意，翻看了她的手机，这让小美非常生气。她再次明确表示："我需要有自己的空间和隐私，希望你尊重我的边界。如果你连最基本的尊重都不能给我，那我觉得我们应该分开。"小张听到很惊讶，虽然意识到自己的行为不对，但是对具体是怎么回事和接下来应该怎么办感到迷茫。

 小课堂

1. 什么是亲密关系的边界

　　亲密关系的边界是指在与他人建立和维持亲密关系时，个体为保护自己的身心健康和个人空间而设立的心理、情感、身体和性方面的界限。更具体来说，亲密关系的边界是一种隐性的界限。在这样的界限划分之下，在亲密关系中逐渐形成双方可以接受和不可以接受的行为。当确定了这些行为之后，能够帮助双方在相处时都感受到安全和舒适，同时也感受到被尊重和被认同。更重要的是，保护了个人的心理和生理安全。然而既然涉及亲密关系的双方，这意味着彼此的需求不同，从而导致边界设定时，难以避免会发生争执和不愉快。尤其是在情感建立的初期阶段，建立边界的过程既是机遇也是挑战。它有助于双方明确个人的需求、期望和限制，确保关系中的相互尊重和理解。在维持亲密关系稳定的过程中，理解这些边界对于建立和维持健康的亲密关系也至关重要。

2. 亲密关系的边界包含哪几个方面

亲密关系的边界类型大致包含：情感边界、身体边界、性边界、隐私边界。其中性边界和隐私边界处在最基本也是最重要的位置上。个人在性活动中得到尊重，在信息和人身活动方面的隐私需求得到满足，这两个部分是亲密关系的基石。

此外，值得注意的是对情感边界的重视。它涉及个人的情感需求和表达方式。亲密关系中，希望从对方那里获得情感支持是普遍的需求，然而这种需求的程度因人而异。比如有些人对情感的需求量大，而某些人可能需要在下班后有一段独处时间来放松，而不是立刻参与伴侣的谈话和活动。同时，情感边界的设定还包括个体在关系中如何表达自己的感受，比如有些人希望有情绪就要进行表达，不然憋着难受，而另一些人希望独自消化自己的情绪。

身体边界是指个人对于身体接触和物理空间的限制。有些人习惯丰富的肢体接触，比如拥抱亲吻，而另一些人在公开场合不喜欢被拥抱或亲吻，当这种身体的边界不能得到相互尊重时，争执很可能发生在"你是不是不爱我了"这类疑惑上。其实每个人对身体触碰的需求是存在较大差异的。可能受到早年经历的影响，但也可能是由基因等生物学因素决定的。

3. 亲密关系中的边界为什么重要

（1）亲密关系的边界保护了个人尊严和自我认同感：人处在

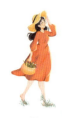
自己的自由领域中，才能够休息和重新整合。必须在有边界的关系中，个体才能够保持自我，防止被对方的需求和期望湮没。

（2）边界有助于防止被虐待和被操控：清晰的边界可以防止对方使用情感、身体或性方面的手段来进行操控。提到"操控"一词，看似是某种恶意的行为，其实情感类的操控在生活中无处不在，不仅仅在亲密的关系中，还可能存在于友情和亲人的关系中。比如，你可能常听到一些话："如果你真的爱我，你就……""我这样都是为你好，你还……""你这个样子，也就只有我还在你身边，别人根本瞧不上你。"此类话语，通常隐含了操控者的目的性，即让被操控者不得不做些什么。在感受到内疚的同时，被操控的一方还往往感受到自我的削弱，感觉到自己越来越差劲。长期存在这种感受常常是不良关系的信号。

（3）促进健康的沟通，增强关系的稳定性：健康的边界使双方都感到被尊重和理解，从而增强关系的稳定性和持久性。

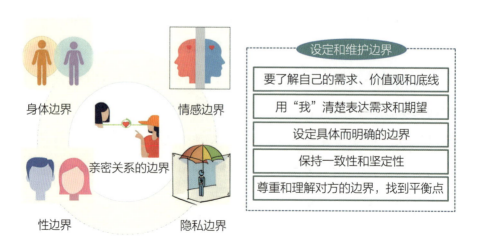

身体边界　　情感边界

亲密关系的边界

性边界　　隐私边界

设定和维护边界

要了解自己的需求、价值观和底线

用"我"清楚表达需求和期望

设定具体而明确的边界

保持一致性和坚定性

尊重和理解对方的边界，找到平衡点

亲密关系的边界

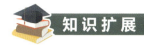 **知识扩展**

如何设定和维护边界

设定和维护亲密关系中的边界是建立健康关系的关键步骤。

（1）要了解自己的需求、价值观和底线，通过自我反省明确哪些行为和态度对你来说是不可接受的。

（2）使用"我"语句清楚地向伴侣表达这些需求和期望，例如："我需要有一些独处的时间来充电。"这样可以避免指责和冲突。

（3）设定具体而明确的边界，如每天固定的独处时间、不分享手机密码、独立做出重要决定等，这样越具体的边界，越容易被理解和遵守。

（4）保持一致性和坚定性，不要因为对方的情绪或压力而轻易妥协，这样可以向对方传递出这些界限是重要且不可忽视的。

（5）尊重和理解对方的边界，倾听对方的需求，找到双方都能接受的平衡点。

（6）边界并不是一成不变的，随着关系的发展和个人成长，定期与伴侣讨论和评估双方的边界，根据新的情况和需求进行调整，确保边界依然有效和适用。

（7）如果在设定和维护边界的过程中遇到困难，可以寻求外部支持，与信任的朋友或家人交流，寻求他们的建议和支持，必要时可以咨询专业的心理咨询师或治疗师，他们可以提供专业的指导和帮助。

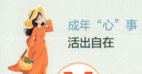

 误区解读

亲密关系中边界的建立很不容易，所以一旦建立了就不应该再变化

在亲密关系中，边界的设定并非一劳永逸。首先，随着个体成长，个人的需求和偏好可能会发生变化。比如，我们在职业生涯中取得进展后，可能需要更多的个人空间和时间来处理工作上的挑战。此时，重新调整边界可以帮助维持个人的情感平衡和自我成长。其次，随着关系的演变，伴侣之间的相处方式和需求也会发生改变。比如，一对夫妻在生活中可能会经历家庭成员的变动或健康问题，这可能需要重新讨论和调整彼此的边界，以更好地支持彼此面对生活中的挑战。灵活地调整边界不仅能够促进个体和关系的成长，还有助于双方建立更深层次的理解和信任。这种调整并不意味着边界的削弱或关系的不稳定，相反，它体现了在不同阶段和情况下，适应变化并保持健康亲密关系的重要性。

失恋的痛，该如何消除

小丽和男友在一起五年，最近一年两个人经常吵架，尤其是男友更换工作之后两人在一些观点上的冲突越来越激烈。小丽感到越来越迷茫和痛苦，不知道这段感情何去何从。想到两人的生活就看不到未来，但是如果分手，五年的情感又舍不得。她开始失眠、食欲减退，每天都要强打精神，经常偷偷哭泣。她尝试和朋友倾诉，通过旅行和购物来缓解痛苦。在朋友的建议下，小丽决定寻求心理咨询师帮助，来搞清楚自己到底想要的是什么。

 小课堂

1. 失恋的痛苦的产生机制有哪些

失恋的痛苦是一种深刻的情感体验，其产生机制涉及多个心理理论。

（1）丧失理论认为，失恋带来的痛苦类似于其他类型的丧失，如亲人的去世或其他重要的失去，个体经历到的是一种深刻的悲伤和哀痛。失去恋人意味着失去了一段重要的关系和生活中的支持，这种失落感和空虚感可以引发情感上的剧烈反应，如悲伤、绝望和孤独感。

（2）社会交换理论强调在亲密关系中的投入和回报之间的平衡。失恋时，个体可能感受到投入与回报不平衡的痛苦，因为他们感到自己的付出没有得到相应的回报。这种失衡会引发个体的失落感和自我怀疑，质疑自己的价值和吸引力，从而加剧失恋的痛苦感。

（3）依恋理论认为，依附于恋人的情感依恋关系在失去时可能触发个体的分离焦虑和情感不安全感。失去恋人意味着失去了安全和依赖的对象，这种情感上的割裂和孤立感会加剧个体的痛苦体验。

（4）应激适应理论指出，失恋是一种突发的生活事件，个体需要应对和适应这种突如其来的情感压力。失恋带来的痛苦和情感

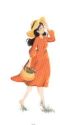
困扰需要个体通过积极的应对机制来减轻和处理，例如寻求社会支持、情感调节和重新评估个人目标。这种理论强调了情感调节和应对策略在减轻失恋痛苦中的重要性。

（5）心理动力学理论从个体潜意识层面的冲突和情感动机来解释失恋的痛苦。失恋可能反映了个体内心深处对爱与失落的冲突和焦虑。通过探索潜意识的深层结构和情感处理方式，可以理解失恋的心理过程和影响。

2. 失恋的痛苦如何缓解

失恋是我们在情感旅程中难免会遇到的坎坷。因为恋爱关系的复杂性和不可预测性，这意味着痛苦和失望是难以完全避免的。尽管如此，我们仍然可以采取一些措施来减少失恋带来的痛苦和影响。

首先，寻求社会支持是关键的一步。想象一下，当你心情低落时，跟亲密的朋友或家人倾诉，会让你感到温暖和被理解。他们不仅可以提供情感上的安慰，还能让你在失恋的低谷中感受到不那么孤单。必要时，还可以寻求专业心理咨询师的帮助，他们会用科学的方法引导你走出困境。

其次，学会调节情绪也非常重要。当情绪波动时，试试深呼吸或冥想，甚至去跑步或跳舞。通过这些方式，我们可以释放内心的紧张和焦虑，让自己重新获得平静和控制感。长期坚持这些习惯，还能增强心理弹性，让我们在未来的情感挑战中更加从容。

重新评估个人目标和价值观也是一个有效的策略。失恋可能会让人容易开始质疑自己的价值和未来的方向，但这是一个重新发现自己的机会。我们可以在忍耐失恋痛苦的同时，尝试探索新的兴趣爱好，或者投入工作和学习中。这不仅能转移你的注意力，还能帮助你找到新的动力和希望，让生活重新焕发生机。

接受和表达情感也是处理失恋痛苦的重要方法。不要压抑自己的情感，试着通过写日记、画画或者与他人交流来释放内心的悲伤和愤怒。这种情感的宣泄会让你感觉轻松很多，也能帮助你更好地理解和处理自己的情感。

最后，时间和空间是最好的疗愈师。给自己一些时间，不要急于投入下一段感情。在这段时间里，反思和成长是非常重要的。随着时间的推移，你会逐渐适应新的生活，重新找到内心的平衡。利用这段时间，探索如何更加清楚地认识自己、在未来的关系中如何设定更健康的边界。这些问题的解决往往能帮助我们逐步走向愈合和成长。成长从来都是机遇和挑战并存的。

 知识扩展

失恋的痛苦并不是只有在失恋时才能体会到

失恋的痛苦其实不仅仅在关系结束的那一刻体验到，更是一个复杂且持续的情感过程。在恋爱关系还没有结束的时候，持续的冲突、不信任和沟通障碍会让个体感受到情感上的痛苦和压力。这种痛苦虽然不是失恋本身，但却是亲密关系即将结束的预兆。在这个时候恋人之间的情感连接逐渐减弱，个体可能会逐渐感受到孤独和失落，类似于失恋的痛苦。预感到关系的结束也会提前引发失恋的痛苦。比如对方的行为变化、关系中的冷漠或直接的分手威胁，都会让人提前感受到失恋的阴影。当关系已经结束，分手后的几周、

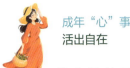

几个月甚至几年中，个体可能会在不同的情境下体验到失恋的痛苦。例如，看到前任的照片、听到共同喜欢的音乐或到达一起去过的地方，都会触发情感的再体验。记忆的重现和情感的反复回忆，是失恋痛苦持续的主要原因之一。值得注意的是，在开始新关系时，个体可能会不自觉地将新伴侣与前任进行比较，这种比较可能会引发对过去关系的怀念和痛苦，甚至可能影响新关系的健康发展。

 误区解读

失恋之后多痛苦都是正常的，只是心理问题，不是疾病

失恋后的痛苦通常是正常的情感反应，包括悲伤、愤怒、孤独和焦虑，这些都是对重要关系结束的自然反应。然而，认为所有的失恋痛苦都只是心理问题而非疾病，这种观点并不完全正确。对于大多数人来说，失恋是一种哀悼过程，需要时间去适应和愈合，但在某些情况下，这种痛苦可能会引发或加剧严重的心理健康问题，如抑郁症、焦虑症或 PTSD。如果失恋后的痛苦在数月内没有减轻，严重影响日常生活和功能，或伴有自我伤害或自杀念头，这时就需要专业的心理帮助。理解并接受失恋带来的情感波动，同时关注自身的心理健康，是应对失恋痛苦的重要步骤。寻求专业帮助可以有效地处理严重的心理困扰，促进个人的心理康复和成长。

如何健康地结束一段亲密关系

　　阿珍与阿强热恋三年，感情深厚。未料，阿珍突然提出分手，阿强难以接受，感觉没有阿珍的生活，世界就要崩塌了，于是频频纠缠。初时，阿强只是以电话、信息轰炸，哀求复合，阿珍不胜其扰，逐渐减少回应。阿强情绪失控，慢慢在行为上偏离爱的本质，开始跟踪阿珍，甚至出现在其家门口和工作场所，让阿珍心生恐惧，无奈报警，阿强也因此受到警方的严正警告。

 小课堂

1. 亲密关系结束时若处理不当对健康带来哪些影响

　　既往研究已充分证实，结束亲密关系处理不当引发的关系破裂，与一系列负面的生理和情绪反应有关，包括焦虑、抑郁、孤独、精神病性症状、免疫抑制、致命和非致命的身体疾病或事故，以及因自杀或他杀而导致的寿命缩短。对亲密关系破裂引发行为功能失调反应的考察主要有三个方面：①极度痛苦和对失去伴侣的专注；②出现矛盾的行为，竭力尝试重建关系，但同时伴有愤怒、敌对或暴力行为；③应对功能障碍，无法解决丧失的感受。

2. 如何健康地结束一段亲密关系

　　在情感的世界中，结束一段关系往往是一个敏感而复杂的过程。健康地结束一段关系需要双方以成熟、尊重和负责任的态度来处理。这不仅是对过去关系的尊重，也是对彼此未来幸福的负责。健康的方式主要包括以下几方面。

（1）尊重与理解：结束关系时，双方进行开放和诚实的交流，表达自己的真实想法和感受，以理解和尊重的态度对待分手的决定，而不是通过冷漠或逃避来传达分手的意图。

（2）明确与坚定：结束关系的一方应该清楚地表达自己的决定，避免含糊其辞或给对方留下复合的希望，这样可以减少对方的困惑和误解。

（3）负责任的态度：在决定结束关系后，应避免不必要的拖延，因为这只会增加双方的痛苦和不确定性；提供合理的解释，让对方了解为什么关系无法继续，这有助于对方接受现实并开始疗愈过程。

（4）适度的空间与界限：给彼此一些个人空间，让双方有时间处理情绪，重新审视自我价值和未来的发展方向；明确界限，如是否保持联系、如何处理共同的朋友圈等，以避免后续的尴尬和痛苦。

（5）积极的情绪管理：可以寻求家人、朋友甚至专业心理咨询师的支持，帮助自己更好地处理关系结束带来的情绪，以及投身于新的活动或兴趣爱好，将注意力从过去的关系转移到个人成长和未来的目标上。

知识扩展

不同依恋类型面对亲密关系结束时的应对策略存在哪些差异

当我们的依恋系统因各种痛苦而被激活时，可能会以自己依恋风格所特有的方式来缓解痛苦。不同依恋类型（安全型依恋、焦虑型依恋、回避型依恋）的个体在面对失去伴侣时，会展现出独特的行为模式和心理机制。依恋系统的激活越强烈，特征行为可能越典型。概括来说，安全型依恋的人能够更加平和及建设性地处理分手，而焦虑型和回避型依恋的人则可能需要更多的时间和努力来适应这一变化。通过理解和识别这些策略，我们可以更好地应对亲密关系结束带来的挑战，并在必要时寻求专业的帮助来优化自己的情感调节和恢复过程。

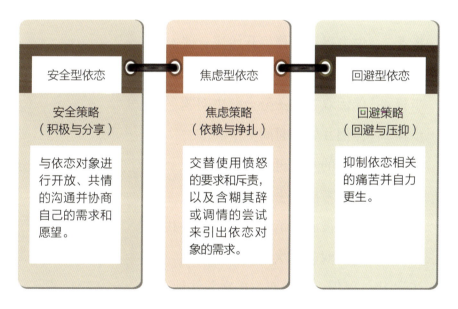

不同依恋类型面对关系结束时的应对策略

 误区解读

结束一段关系，只是一个单独的决定

结束一段关系通常是一个复杂且情感上具有挑战性的过程，可能会涉及多个阶段，包括识别问题、沟通、尝试解决问题、作出决

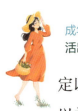
定以及行动，最终结束前往往具有矛盾反复、迂回曲折的特征，所以并非只是一个单独的决定。

罗兰·米勒在《亲密关系》一书中指出，婚姻不可能一夜之间就结束，尽管个体结束婚前亲密关系的努力会持续数周，而结束婚姻的过程却要花费数年的时间。同时认为亲密关系结束过程遵循着某些典型的步骤，而且通常会带有复杂的情感体验。以下为亲密关系结束的典型过程。

步骤 1：伴侣一方开始失去对亲密关系的兴趣。

步骤 2：失去兴趣的伴侣开始注意他人。

步骤 3：失去兴趣的伴侣开始退避，行为更加疏远对方。

步骤 4：伴侣双方试图努力解决问题。

步骤 5：伴侣共处的时间更少。

步骤 6：兴趣的缺乏再次浮现出来。

步骤 7：伴侣考虑分手。

步骤 8：沟通彼此的情感，达成某些共识。

步骤 9：伴侣双方再次试图解决问题。

步骤 10：伴侣一方或双方再次关注他人。

步骤 11：共处的时间再次变少。

步骤 12：与其他潜在的替代伴侣外出。

步骤 13：双方试图一起回到过去。

步骤 14：伴侣一方或双方考虑分手。

步骤 15：双方感情破裂，准备采取行动。

步骤 16：最终分手，亲密关系解体。

你会表达爱吗

同在一个屋檐下，小李和小王成了最熟悉的陌生人，每日的相处，如同夜幕中的星光，遥远而冷漠。在略显昏暗的居室里，他们的目光如同平行线般永不相交，各自忙碌于手机屏幕的光亮里，言语成了干涸的流水，偶尔的交谈不过是寥寥几句关于日常琐事的交代。那些拥抱和亲吻已成久远的记忆，连最简单的"我爱你"三个字，也仿佛沉重得难以启齿。他注意到，她眼中的笑意日渐稀少，取而代之的是层层的疏离与疲惫。她觉察到，他的声音不再温柔，体贴早已消失在繁忙与压力的缝隙中。他们的回忆，如同墙上那幅褪色的婚纱照，斑驳而黯淡，曾经的甜蜜和激情，已被尘封在岁月的深处。

 小课堂

1. 伴侣之间为什么需要表达爱

许多心理学基本理论都认为，爱的表达在发展和维持亲密关系中非常重要。人们通过表达爱意，可以传达对亲密伴侣的承诺，并进一步深化伴侣之间的情感纽带，例如信任、相互依赖、情感关注、更具建设性的冲突解决建议等。另外，对伴侣需求的回应程度可以预测其对亲密关系的满意度。满足伴侣的需求是个人积极性的体现，因为满足伴侣需求的动机会导致个人对伴侣的需求做出回应，而这反过来又会提升亲密关系满意度。即使暂时看不到获得个人利益的机会，他们也希望满足伴侣的需求，并且在为伴侣做了一些事情后感觉良好。

2. 伴侣之间表达爱的方式有哪些

爱情是通过我们向伴侣表达爱的具体方式（既有表达性方式也有工具性方式）来定义的。可以通过多样化的方式表达爱意来满足伴侣在情感、身体和安全感方面的需求。表达爱的主要方式包括：身体上的、言语上的、情感上的开放和支持，共同行为（如一起努力或参与某项活动）、牺牲（如为对方放弃自己的需求、爱好或时间）、家庭劳动和实际帮助，以及性行为等。同时每个人和每段关系都是独特的，重要的是了解你的伴侣，并根据你们的共同经历和需求来调整爱的表达方式。

前面我们提到过爱情三角理论，即爱情是由亲密、激情和承诺三个基本成分组成。其中亲密是指在爱情关系中能够引起的温暖体验；激情是爱情中的性欲成分，是情绪上的着迷；承诺指维持关系的决定期许或担保。当亲密、激情和承诺三个成分都存在时，才能构成完美式爱情。这一理论为现实生活中的伴侣提供了一个框架来理解和表达爱意（亲密、激情和承诺三个维度表达爱的方式）。

亲密、激情和承诺三个维度表达爱的方式

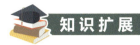

知识扩展

如何在现实生活中推进伴侣之间爱的表达

（1）动态沟通和调整爱的表达方式：仅仅是伴侣个人爱的表达并不完全保证亲密关系的满意度，因为双方爱的表达偏好不同，会使得一方觉得自己已经努力表达爱意了，而另一方却总觉得不够，而产生不满与冲突。例如经常听到伴侣关系中的一方抱怨说："我的丈夫/妻子一点也不浪漫。"所以，很多时候不是你表达得不够或是做得不好，而是因为你们没有了解和学习彼此接受爱的表达方式，没有做出有效的爱的沟通。要改善这一点，关键是伴侣们需要尝试站在对方的角度，了解对方喜好，而不只拘泥于个人偏好的爱的表达，同时需要就这点进行沟通和交流，确保双方没有误会彼此的付出，并根据双方的喜好调整爱的表达。

（2）把表达爱变成日常：研究发现，当一个人刻意地对他人作出维持关系的举动时，对方能察觉到这种刻意，而一旦对方认为某种行为别有目的，便会保持警惕和距离。因此试着把表达爱变成日常的小习惯，接受爱意的一方会更容易作出回应。此外，爱的表达是爱意流淌的动态过程，需要伴侣双方不断地进行练习，越表达，越能完善彼此的表达方式。

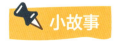 **爱的花语**

花朵以其绚丽的姿态和独特的芬芳，成为人类表达情感的重要媒介。除了众所周知的象征纯洁而热烈之爱的爱情之花玫瑰，还有

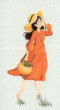
代表对方无懈可击、完美无瑕的郁金香，表达对爱人高尚品质认可和赞美的百合花，期待未来美好生活的牡丹，代表深深关怀与温暖的粉色康乃馨，象征宁静、忠诚和守候的薰衣草，传递乐观、仰慕和持久不变热情的向日葵，象征纯洁、思念和永恒之爱的满天星，以及代表爱情承诺的勿忘我。在特定的日子里，不要忘记表达你的爱哦。

幸福婚姻的秘诀是什么

陈婷和明轩（均为化名）是大学同学，他们几乎是一见钟情，相识不久就相恋了，恋爱时感觉非常甜蜜幸福，觉得对方满足了自己对伴侣的所有期待，简直是自己的"知心爱人"。大学毕业以后，双方各自找到工作，然后自然而然就共同建立了家庭，也很快有了聪明可爱的孩子。婚姻生活看上去跟他们过去憧憬的一样，平淡而波澜不惊。然而美中不足的是，他们时常吵架，陈婷认为先生不如恋爱时那么浪漫体贴了，再也不会用心准备礼物送她。明轩觉得陈婷有时候不依不饶、有点矫情，他们产生了迟疑，这样的婚姻幸福吗？

 小课堂

幸福的婚姻是什么样子

在不同文化背景下，人们对幸福美满的婚姻都是充满期待的。在婚礼仪式上对新婚夫妻表达的祝福，可以看出人们对于幸福婚姻有一些普遍理解。例如中式婚礼上，我们往往祝福新人恩爱和睦、白头偕老、早生贵子、富贵吉祥、儿孙满堂等。西式婚礼上，新人会宣誓"无论是顺境或是逆境、富裕或贫穷、健康或疾病、快乐或忧愁，我将永远爱着您、珍惜您，对您忠实，直到永远"。

我们可以看到幸福的婚姻需要以爱为纽带，以忠诚作保障，最好有富足的经济基础，共同承担、互相扶持。然而以上的幸福目标不是一蹴而就的，正如婴儿不是一夕长大，婚姻关系也不是从一开始就成熟稳定、牢不可破的，幸福地达成白头偕老、儿孙满堂的愿景需要双方从婚姻生活中学习，善于利用智慧处理婚姻中出现的种种状况，共筑幸福家园。

幸福婚姻的秘诀
是什么

 知识扩展

1. 如何学习处理婚姻中的差异和冲突

接受调查的受访者中，自诉幸福者 75% 认为沟通有助于婚姻幸福，自诉不幸福的伴侣中仅有 11% 提及沟通的重要性。成长于不同家庭或文化背景下，夫妻双方时常存在差异和冲突是很正常的，问题在于如何处理这些差异。我们需要学会有效沟通，做好彼此的倾听者，允许有彼此亲密无间的时刻，也尊重和守护彼此的边界。

有人说，最美好的爱情不是两情相悦，而是在两情相悦中，你看到了那个美好的自己。从前的创伤可能在亲密关系中发生冲突时呈现，如果对痛苦追根溯源，就会意识到这可能也是疗愈的契机，有助于我们重新修正创伤体验，从安全的依附关系中发展真实的自我。

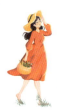
2. 如何在沟通中增加婚姻亲密感

在婚姻中，增加亲密感的关键在于通过深度沟通来增进情感联结。具体方法包括：全神贯注地倾听伴侣的分享，不打断、不评判，展现对对方感受的重视；经常感谢伴侣的付出，即使是小事，也能让对方感到被认可和珍惜；坦诚表达自己的情绪和需求，避免隐藏或压抑，让双方更了解彼此的内心世界；使用"我们"语言，强调共同目标和团队感，例如"我们可以一起解决这个问题"，增强归属感；定期深度对话，安排不受干扰的时间，讨论彼此的感受、梦想和担忧，深化情感联结；通过拥抱、牵手或眼神交流等非语言沟通，传递温暖和支持；共同行动，通过一起参与喜欢的活动，创造美好回忆，增强默契。

夫妻之间沟通注意事项

基本原则	尽量避免	最好使用
表达清楚	暗示 猜测 说反话	我想要…… 我喜欢…… 我担心……
说出感受	发脾气 生闷气	描述感受，帮助对方了解你 使用"我感到……"
不越界	自以为了解对方的想法 告诉对方怎么做	只说自己的想法 如果提对方想法，最好先征求对方的意见
倾听中学习了解对方	用"可是" 避而不听 在对方话中挑错	专注倾听 让对方知道你听到的内容 确认对方要表达的信息
关心对方感受	批评 忽视	了解对方的感受 理性解决问题
营造适合沟通的气氛	不控制情绪	注意情绪变化及停顿 注意对方用词

误区解读

识别爱的误区，放下爱情迷思

人们期待美好的感情，却容易走进爱情迷思，常见的有，"一切是命中注定""王子和公主从此过上了幸福的生活""ta 是可以拯救你的人""真爱能够战胜一切"。

当期待没有被满足，我们可能要思考一下让你失望的到底是对方，还是这份期待本身？在我们满心期待被拯救的时候，很少真的能够被拯救。声讨和控诉的对象往往不是眼前的爱人，而是久远的童年。痛苦再现，身边的爱人可能不知不觉扮演了曾经的伤害者角色。真爱不是一开始设定的结局，而是在这段亲密关系中学习跟对方相处，也重新认识自己，疗愈过去的伤痛。有时候可能伴侣是面镜子，映出的是那个尚未完成疗愈的自己。

离婚就代表婚姻失败吗

单女士结婚 10 年，孩子 9 岁，因工作原因和丈夫两地分居，夫妻双方一直以来矛盾争吵不断，甚至一度闹到离婚的地步。近一年她突然发现先生有了外遇，由此矛盾激化，婚姻到了难以为继的程度，不得不再次考虑离婚，但她担心周围人非议，又害怕单亲家庭给孩子带来诸多负面影响。一地鸡毛的生活琐事消耗了精力，争吵指责又让夫妻双方感觉到了情绪耗竭，反复思量后，双方选择离婚。离婚后的半年，经济上可支

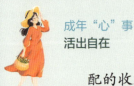
配的收入少了，单女士羞于见人，觉得自己的婚姻是失败的，人生也失败，她对自己产生了怀疑，感到孤独、抑郁和深深的无力。

 小课堂

1. 离婚可能的原因有哪些

一项研究结果显示，情感不忠、酗酒、家暴、两地分居、日渐疏远都有可能是导致离婚结局的常见原因。概括起来，导致离婚的因素主要分为 3 个方面：社会因素、人口学因素和个人因素。其中社会因素包括家庭背景、法律、宗教和文化价值观；人口学因素包括收入水平、年龄和受教育程度等；个人因素则是指沟通问题、不忠、持续冲突、情感虐待等。

2. 离婚带来的消极后果

离婚给夫妻双方都带来一些消极后果：可支配收入减少、负面情绪、健康风险增加以及未成年子女养育问题。

夫妻双方离婚的直接表现是至少一方可支配的收入减少，尤其是不工作、全职在家照顾家庭的成员。离婚也许涉及财产重新分配，而可支配的收入减少、需要支出的生活开销增加，导致一方或双方的经济压力骤然增加。

离婚后，人们可能会面临孤独、愤怒、沮丧、失落、焦虑等负面情绪。大多数人需要 2～4 年来克服离婚带来的负面情绪，也有人可能需要几十年。研究表明 20% 的男性和 25% 的女性在离婚 10 年后仍在应对离婚带来的负面情绪。伴随着这些负面情绪，也有很多负面想法和自我贬低，对前伴侣的愤怒和怨恨并不能减轻自己的痛苦。

研究发现，离婚的人可能面临更高的健康风险，部分原因是持续的压力和负面情绪可能会伤害他们的免疫系统，导致心脏病、高血压、癌症、糖尿病、脑卒中（俗称中风）等风险增加，另外酗酒、事故、精神心理问题也可能增加。

 知 识 扩 展

1. 离婚产生的未成年人养育问题

对于有未成年人需要养育的家庭，监护权归属是个不可避免的议题。围绕这个议题双方可能又有很多的考虑和冲突。无论监护权归属哪一方，离婚将意味着抚养孩子的一方需要独自成为养育孩子的主力，孩子也要面对原来家庭分崩离析，面对新的生活状况的适应问题和情绪问题，这时候要同时处理好自己的状况并安抚好孩子，并不容易。

多数孩子并不希望父母分开，有些孩子创造机会试图让父母重新在一起，也有孩子拒绝接受父母分开的事实，产生内疚、愤怒、焦虑等情绪。也有研究表明，离婚家庭的孩子不善交际，自信心不足，健康状况欠佳。这些负性影响甚至可能持续到他们成年以后，他们的婚姻可能也会遇到挑战，对亲密关系的信心不足，选择逃避问题。

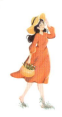
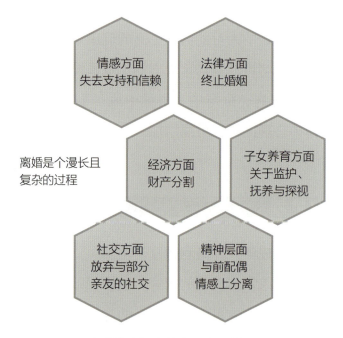

人类学家提出的离婚心理模型

2. 《中华人民共和国民法典》与离婚相关的新规定

　　《中华人民共和国民法典》（以下简称《民法典》）已于2021年1月1日生效。与《民法典》相冲突的旧的法律法规随之失效。《民法典》第一千零四十三条规定："家庭应当树立优良家风，弘扬家庭美德，重视家庭文明建设"；第一千零九十一条规定，有下列情形之一，导致离婚的，无过错方有权请求损害赔偿：

　　（一）重婚；

　　（二）与他人同居；

　　（三）实施家庭暴力；

　　（四）虐待、遗弃家庭成员；

　　（五）有其他重大过错。

误区解读

离婚就代表婚姻失败

并不是。社会文化对于离婚的污名化标签，会给准备离婚或已经离婚的人蒙上失败者的阴影，让人感到挫败。

对于一段并不令人舒服的关系，意见分歧难以弥合、关系冲突会给彼此和孩子带来更多不稳定感，当问题迟迟找不到解决途径时，分开或许是更具价值的选择。这个时候离婚会给家庭带来新的稳定，为孩子提供一个更健康、压力更小的环境，也能够部分提升个体的自尊水平。对自己、对方有更清晰的认识，对婚姻关系有了更深入的思考。从这个角度来说，深思熟虑过后离婚的选择反而是一种成长，不过，这种成长也付出过痛苦的代价。

家庭暴力何时休

王芳（化名）一边小心地听着楼道里的声音，一边祈祷着"希望他今天心情能好一点"。一阵熟悉的脚步声传来，她的心提到了嗓子眼，身体也不由自主地绷紧了。钥匙转动，她赶紧站起来。门开了，还没等她张口，丈夫就把手上的公文包砸向她，伴随着不堪入耳的咒骂声，拳脚就像雨点一样落在她的头上、脸上、肚子和胸口，新伤叠加旧伤，她惊恐地想要逃离，却无济于事，她知道只有等他打不动了才会停下来，任何躲闪只会带来更多的拳脚。身后的房间里，传来了孩子的尖叫哭闹声。

小课堂

1. 什么是亲密关系中的暴力

亲密关系中的暴力是指针对伴侣所使用的身体和心理攻击，是家庭暴力的一种。亲密关系中的暴力并不少见。世界卫生组织调查显示，全球 30% 的有伴侣的女性曾经历过其亲密伴侣的身体或性暴力。根据 2011 年全国妇联的调查，中国有 24.7% 的家庭存在家庭暴力，其中 90% 的受害者是女性。虽然家暴的受害者主要是女性，但并不代表不会发生在男性身上，约 1/10 的男性经历过家暴，且男性受害者更不愿意寻求帮助。所以，亲密关系中的暴力问题在全世界都十分严峻。

2. 亲密关系中的暴力都有哪些

看到暴力两个字，很多人首先想到的可能是拳打脚踢。其实，身体暴力仅仅是暴力最显性的表现形式，但暴力绝不止于身体。罗兰·米勒在《亲密关系》一书中将暴力分成三种主要的形式：第一种是情境性伴侣暴力，它最常见、偶尔发生、爆发突然、双方都失控、相对温和、不太可能升级为严重威胁生命的身体攻击。第二种是亲密恐吓，即一方把暴力作为控制和压迫另一方的工具，身体暴力可能仅仅是其中的手段之一，它具有发生更频繁、往往单方发起（绝大多数为男性）、行为容易升级、容易对伴侣造成严重损害等特点。第三种是暴力抵抗，指伴侣一方对亲密恐吓进行暴力反击，它在三种中最不常见。亲密关系中的暴力行为常常表现为各种形式的混合，如果未得到有效干预，则很可能会逐渐升级为造成生命威胁的暴力行为。

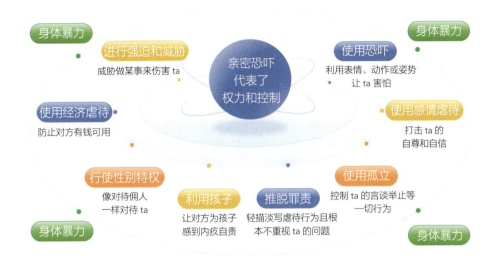

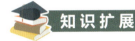

身体暴力

进行强迫和威胁
威胁做某事来伤害 ta

亲密恐吓
代表了
权力和控制

使用恐吓
利用表情、动作或姿势
让 ta 害怕

身体暴力

使用经济虐待
防止对方有钱可用

使用感情虐待
打击 ta 的
自尊和自信

行使性别特权
像对待佣人
一样对待 ta

利用孩子
让对方为孩子
感到内疚自责

推脱罪责
轻描淡写虐待行为且根
本不重视 ta 的问题

使用孤立
控制 ta 的言谈举止等
一切行为

身体暴力

身体暴力

亲密恐吓的多面性

知识扩展

1. 亲密关系中的暴力都有哪些危害

亲密关系暴力可造成严重的身心健康问题。除了暴力行为当下的直接伤害，暴力行为停止后，身心损害也会持续很长时间，甚至终身。与未受暴力群体相比，暴力受害者的抑郁、焦虑症状更普遍；罹患各类躯体疾病和情绪障碍、进食障碍、睡眠障碍、PTSD等精神障碍，酗酒、吸毒，出现自伤、自杀想法和行为，不安全性行为和艾滋病死亡的风险显著升高。亲密关系中的暴力行为不仅影响直接受害者，还会影响家庭中未成年人的身心健康，增加其出现心理行为问题、各类精神障碍的风险，并更可能成为未来的施暴者。

2. 作为亲密关系中的暴力受害者，该怎么做

（1）要认识到遭受暴力并不是你的错。遭受家暴并不可耻，无论出于任何原因，都不应该被暴力对待，真正可耻的是施暴方，他们只会用暴力行为来掩盖自己的无能和懦弱。

（2）纠正对亲密关系的错误认知和刻板印象，比如家丑不可外扬，为了家庭和睦就应该容忍暴力，暴力是男子汉气概的体现，打我 / 骂我说明 ta 在乎我等。

（3）学会及时求助，包括保留证据、报警、寻求政府机构的帮助等。

（4）学习防身术、沟通技巧等自我保护技能，学会紧急情况下保护自己。

（5）不要隔绝和外界的联系，将自己陷入孤立无援的境地。当然，终止亲密关系中的暴力，不是受害者一个人的战斗，需要来自全社会的帮扶，包括扩大反家暴宣传，加强弱势群体的教育、就业和社会保障，提高自尊和自信，提高针对亲密关系中暴力行为的救助服务的可及性等。

 误区解读

受害者为什么不离开，肯定他们自己也有问题

面对暴力受害者，很多人会怒其不争。"腿长你身上，你为什么不走？""离婚 / 分手不就可以了吗？"但对他们来说，离开并不容易。家庭责任的羁绊、对生命威胁的恐惧、对亲密关系的错误认知、对自我价值和能力的不认可、对施暴者的经济和情感的依

赖、对可获得的支持信息和资源的不了解、对男尊女卑文化的认可、羞耻感、长期孤立无援下形成的习得性无助等，这些都会让受害者无法逃离施暴者。所以，我们不应该质疑受害者为什么不离开，而是该想一想怎么提供支持，才能让他们更容易离开。

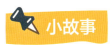 **小故事** **11月25日——国际消除家庭暴力日**

这一纪念日起源于反暴力日，是为了纪念1960年11月25日3位多米尼加女性的被害而提出，其初衷是消除针对妇女的暴力。1999年联合国大会上正式命名为国际消除家庭暴力日，旨在进一步提升公众对家庭暴力的关注，从个体、家庭和社会层面，了解家庭暴力的预防、识别和干预。随着时代的发展，公众逐渐了解到家庭暴力的受害者不再只有女性，也不只限于身体暴力，家庭暴力一词含义更加丰富，这也推动着更符合时代特点、符合公众意愿的相关法律法规的制定和完善。

答案：1. D；2. D；3. √

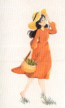
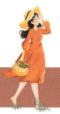

健康知识小擂台

单选题：

1. 下面哪项不属于夫妻双方共建幸福的途径（　　）

    A. 为爱储蓄

    B. 学习处理差异与冲突

    C. 从安全的依附关系中发展真我

    D. 谁强听谁的

2. 根据斯腾伯格的爱情三角理论，爱情不包含下列哪个成分（　　）

    A. 激情　　　B. 承诺　　　C. 亲密　　　D. 缘分

判断题：

3. 健康地结束一段关系需要双方以成熟、尊重和负责任的态度来处理。（　　）

亲密关系中的心
理健康自测题
（答案见上页）

职场
心理健康

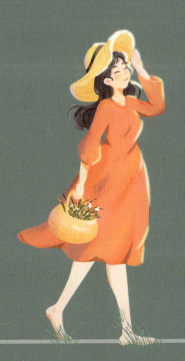

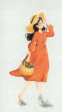

人类花费在工作上的时间占生命的四分之一左右。无论你从事什么职业，正式或非正式，兼职或全职，工作让大多数成年人在获得收入的同时也获得了对自身社会角色、社会关系和社会价值的认知，而这些都与心身健康和幸福感密切相关。从踏入职场那一刻起，我们就成为真正的社会人了。压力管理、职业倦怠、人际关系、家庭事业的平衡可能是我们每个职场人必须处理的事项。初出茅庐的职场新人如何"打怪升级"，才能让工作不会成为我们心理健康的拦路虎，而是化身为促进心理健康的踏脚石呢？

初出茅庐，职场新人如何适应

这是李勇（化名）大学毕业后入职的第一家公司，为了能进这家公司，他可是过五关斩六将，非常不容易。可是进公司1个多月后，他从一开始的雄心勃勃变成了自我怀疑。工作岗位跟自己的专业不对口，与自己的期待落差太大，和同事之间好像也没有共同语言。每天其他人都在忙碌着，就他像个无头苍蝇，坐立不安，不知道自己要干什么，能干什么。他觉得自己毫无价值，很焦虑、也很迷茫，但他不敢请教同事，怕给别人留下能力不行的坏印象。每天上班他都觉得度日如年，饭吃不下，还失眠。他自问：难道是职业适应不良了？

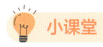

小课堂

1. 什么是职业适应不良

要了解什么是职业适应不良，先要知道什么是适应。适应是指个体通过调整，达到与现实生活环境和谐共处的过程，是一种心身动态平衡的状态。职业适应则是适应行为在职场的延伸，即个体根据职业性质和要求，对自身进行评价，对职业行为进行自我调适，达到与职业要求和职场环境相协调的动态平衡的过程。

职业适应不良则是指个体没法很好地适应职场环境和要求，不能采取有效的措施应对和解决职场中的困难，从而使个体在想法、情绪、行为等方面出现偏离，可能会给当事人带来心身痛苦，并影响职业发展和自我成长。

2. 职业适应不良都有哪些表现

主要表现在以下四个方面：①技能不适应，如专业技能达不到职业要求、难以完成工作任务，或职业要求太简单/单调，能力得不到发挥；②人际不适应，如因为性格、缺乏沟通技巧等原因不能很好地处理职场人际关系，造成人际关系紧张；③环境不适应，即因性格特点、兴趣、习惯、成长背景等原因难以认同自己的职业岗位、公司或单位文化，如对自由散漫、封闭的工作环境不适应，对规章制度、工作时间/时长/强度/性质不适应等；④心理不适应，如没有做好角色转换准备、自大、依赖、不自信、过于敏感、缺少自我反思、喜欢怨天尤人等可能造成不能耐受挫折或失败，容易出现适应问题。

知识扩展

如何应对职业适应不良

职业适应问题在职场很常见，只要有变化，就有可能出现职业适应问题。应对的方法包括以下几方面。

（1）自我反思：理解和找到自己不适应的原因。

（2）设定目标：这些目标应该是具体、可衡量、可实现、相关性强和有时限性的。

（3）提升能力：通过培训、自学、请教有经验的同事来实现。

（4）时间管理：确保能在有限的时间内高效完成工作，做到劳逸结合。

（5）人际沟通：建立良好职场关系，帮助自己融入团队，获得理解和支持。

（6）调整期望：重新评估自己和环境，避免不切实际的期望带来的压力。

（7）健康生活方式：通过规律和营养均衡的饮食、充足的睡眠、运动等来提高压力应对能力。

（8）考虑转换职业：在了解自己的特点、优势、兴趣、价值观和需求的基础上，认真思考自己的职业方向、目标和规划。

（9）寻求支持：当自己独自无法解决困难时，要主动倾诉和寻求帮助，包括向同事、亲朋好友，或者专业的职业生涯咨询师以及心理专业工作者求助。

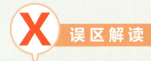

误区解读

职业适应不良不是什么大问题，多适应一段时间自动就会好了

职业适应不良轻者会让当事人陷入迷茫、焦虑、抑郁等负面情绪，当事人可能出现工作动力不足、效率低下和各种情绪问题，这种状态甚至会影响到当事人的工作、生活；重者可能会引发各类心身反应，甚至出现心理行为问题或精神障碍。适应障碍就是因为明显的生活改变带来的应激而引发的一类精神疾病，它的临床表现有很多种，包括抑郁、焦虑、烦恼，当事人常常感到无法应对自己的生活，也没有办法规划未来，还会出现失眠以及各种躯体不适或功能障碍，社会功能往往会受到明显的损害。因此，职场适应不良并不是小问题，需要职场人引起重视，早期识别并主动调节和干预。

如何拒绝同事的不合理要求

晓咏在一家科创企业工作，最近团队在做新技术研究时需要长时间观察运营情况，经常加班加点。晓咏作为"整顿职场"的 00 后，对无报酬加班报以否定的姿态，但当他看到许多老员工默默加班加点时，又觉得有丝丝愧疚。他又想到自己的自媒体创业计划，左右权衡之中有点一筹莫展。实际上，他在八小时工作中一直积极投入，对新技术的前景也持乐观态度，所以在"既要""又要"的双趋冲突中感到苦恼。

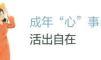

 小课堂

1. 怎么评价职场中要求的合理性

在职场中有许多工作是需要协调共同完成的，在我们接受对方提出的要求时，首先要通过沟通确认自己是否完全理解了对方的要求，再通过双方或多方沟通讨论进行梳理、澄清，避免误解。在考量要求合理性时，需要综合考虑的因素也比较多，比如该要求对团队、企业的长远发展的作用，对自己个人工作、生活方面的影响等。

就像案例中的晓咏也曾换位思考，一方面他理解作为初创企业，需要员工付出更多的努力，要有一定的牺牲精神；而且老员工都在加班加点，自己作为职场新人好像没有理由拒绝。但同时，他认为自己在工作的时间内尽心尽力，下班后的时间应该属于自己，于是他觉得还是应该表达自己的想法，拒绝不合理的加班要求。

2. 职场中如何表达拒绝

在人际相处中，真诚最为重要。在表达拒绝时，要保持真诚态度，用第一人称表达自己的想法，"感谢你认为我能完成这个任务。"然后给出具体的理由，这个理由应该是真实且合理的。例如："目前我自己的项目时间也紧迫，无法承担额外的任务。"用"我"语句来表达自己的立场，避免使对方感受到被指责。例如："我感到很难在截止日期完成这个额外的工作，如果敷衍完成，我自己内心也过不去。"让对方感受到你的拒绝并非出于恶意或自私，而是出于对自己的保护和对他人的尊重。

3. 如何在表达拒绝的时候避免人际冲突

首先在表达拒绝的时候要对具体的事件要求说"不"，通过沟通澄清后，如果发现同事提出的要求确实对于自己来说是不合理的，应坚定而温和地表达拒绝。在表达拒绝时要坚定，从时间冲突、专业能力等方面讨论，如："我理解这很重要，但我分身无术，目前先要做好自己手头上的工作。"让对方知道你的工作重点和边界。另外，表达拒绝时需要注意场合，尽量避免在公共场合，以免造成尴尬或不必要的压力；同时记得感谢对方在考量人选时考虑到你；如果可能，你还可以提出替代方案或建议，帮助对方找到更好的解决办法或给予一定程度的帮助。

 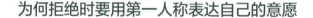 知识扩展

为何拒绝时要用第一人称表达自己的意愿

用第一人称表达对某个提议的反馈的时候，往往代表了自己的感受和立场，代表的是自己的主观体验而非对他人/事的评判，因此可以避免使对方感受到被评判或被指责，可以较好地避免人际冲突。特别是在拒绝对方时，第一人称的表达具有一定的自我防卫的功能，表达了自己的意愿边界，可以避免他人用各种理由提出不合理的要求来为难自己，更容易达到拒绝对方不合理要求的目的。

 误区解读

他人提不合理的要求就是在操控我

在工作中，当他人对自己提出过度的要求时，我们可能会有被他人操控的感觉。特别是当我们感受到自己的额外付出未被察觉或

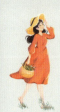
认可时，这种感觉可能会越发强烈。在这种情况下，我们需要清晰地表达自己的想法，建立清晰的职场边界，避免内心纠结和内耗，影响工作和人际关系。职场上边界清晰是好事，但许多时候工作需要大家合作，发挥所长，共同完成。有时候我们认为的"不合理"，可能源于某些工作要求超过了自己的能力，自己无法胜任或完成任务有困难，并不是真正地被他人操控或他人的要求不合理。可能这时候我们需要做的不是拒绝，而是接受挑战。因为在个人潜能发掘方面，越是困难和挑战，越有助于个人成长。就像尼采说的，人生就是一场战斗，那些没有击垮你的，会让你变得更强大。在职场上也一样，越是困难处，越是成长时。

怎么处理自己对同事的嫉妒

娜娜在一家新媒体运营公司工作，周围的同事大多是有留学经历的年轻人，在和同事的相处中，她发现团队中的艺君非常受器重，重要的场合都是艺君代表她们团体或公司发言。艺君不仅外貌出众，而且言谈举止非常优雅得体，在台上落落大方，和同事关系也都很融洽，大家都很喜欢她。最近又听说艺君结识了一位非常优秀的男生，娜娜感觉所有好事都被艺君占了，心有不甘。有时艺君在发言中卡壳，她会暗自庆幸，但又觉得自己的这种心理好像不太正常。

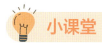

小课堂

1. 什么是嫉妒心理

嫉妒是人类的正常情绪，嫉妒之心，人皆有之。《三国演义》中周瑜临终前的那句"既生瑜，何生亮！"把周瑜对诸葛亮的嫉妒心理表现得淋漓尽致。在职场中由于每个人的成长环境、工作能力、沟通方式不同，总有出类拔萃的，也有普通平凡的。职场中有合作也有竞争，而嫉妒心理是在与他人比较后，发现自己在才能、名誉、地位或境遇等方面不如别人而产生的一种由羞愧、愤怒、怨恨等组成的复杂的情绪状态。嫉妒心理在职场非常常见，它有一定的积极作用，比如促进我们不断学习、追赶甚至超越嫉妒对象；也会带来一些负面影响，比如封闭自我、恶性竞争、内耗等。感到嫉妒与在嫉妒心支配下采取行动（给人使绊、谣言中伤等）是不同的。管理好嫉妒的关键是察觉自己嫉妒的感觉，并控制对嫉妒的心理和行为反应。

2. 嫉妒究竟从何而来

从进化的角度来看，嫉妒本身是存在一定价值的。抢夺资源是人类社会中不可避免的事，从祖先对食物和居住地的争夺，到现在的我们对工作职位的竞争，都是与竞争者在抢夺资源。与竞争者比较的过程，就是心理学中的社会比较。比如，你和同事们都希望自己能被委以重任，这个时候你就希望自己比其他竞争者更优秀。当你意识到自己缺乏某些优秀特质的时候，可能会出现生气、懊悔、失落、自卑、不服气的情绪，而这些总被认为是不健康的情绪。当你嫉妒他人时，别人会认为你心胸狭隘，因此我们很难直视自己的

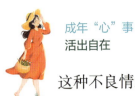
这种不良情绪。其实嫉妒不仅仅是一种负面情绪，它还是一个有价值的信号，提醒你什么对你真正重要，可以帮助你反思自己的价值观和能力短板，并有助于激励你持续努力。因此，嫉妒有时不一定是坏事，将嫉妒转化成成长、发展的动力和行动更重要。

知识扩展

1. 什么情况下容易产生嫉妒心理

我们最容易对身边的、与自己相似的人产生嫉妒心理。嫉妒的对象常常是朋友、亲戚、同事等关系比较近的人。也许是因为我们对这些人的了解程度更高，更想要做得比他们优秀。又因为学历、工作经验、家庭环境等方面的相似，容易对那些看似更优越的同伴们产生嫉妒心理。特别在遭遇不公待遇时，更容易激发我们的嫉妒心理，如案例中的娜娜，正是因为觉得自己能力不错，外形也好，但公司把所有好机会都给了艺君，所以产生了嫉妒之心。

2. 怎么处理自己的嫉妒心理

当我们发现自己有嫉妒心理时，要正视嫉妒，避免对立，看到差别，学会改变。学会去区分什么是可以改变的，什么是不可改变的。比如，个人的身材、容貌、家境等是不可改变的事实，需要接受差别；而对于工作技能、学习拓展、吃苦耐劳、沟通技巧等这些可以改变的方面，应冷静地分析自己，客观评价，扬长避短。看到自己的长处，每天记录自己有进步的具体事项，寻找和开拓有利于充分发挥自身潜能的新领域，练习换位思考、将心比心。嫉妒往往给被嫉妒的对象带来许多麻烦和苦恼，换位思考就会收敛自己的嫉妒言行。其实嫉妒的时刻也是见贤思齐，自我成长的时刻。我们都知道尺有所短，寸有所长，客观看待别人的长处，有了学习的榜样，化嫉妒为动力，反而有助于不断提高自己。另外，要学会沟通，化敌为友。许多时候，在和他人进一步深入沟通中，很多人发现家家有本难念的经。优秀的背后都有我们看不到的努力和汗水。和优秀、努力上进的同事在一起，相信我们自己也会成为一个优秀的人。

 误区解读

嫉妒心理是不好的

现实生活中，嫉妒心理普遍存在。良性嫉妒会让人更有动力，更想努力地追赶对方。恶性嫉妒却包含负面想法与报复性情绪，这种情绪会驱使个体产生希望竞争者（即被嫉妒对象）遭遇失败或不幸的强烈冲动。当嫉妒心理萌发时，要看到自己在羡慕、渴望的同时也有一颗积极向上的心，避免自我否定，认为自己有嫉妒心理就是不够善良、不够包容、小肚鸡肠。所以，当发现自己有嫉妒心理的时候，要"先跟自己对话"：我在乎什么？事实是什么？我接下来怎么做？我是要和他人比较还是跟自己比较？进而积极主动地调整自己的认知和行为，成就更好的自己。

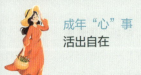
工作和生活，如何才能兼得

　　凌晨 1 点，张纬（化名）的双眼紧盯着手机游戏界面。身为一家互联网行业领军企业的程序员，他与众多同事一样，常常为了工作加班到深夜，周末的闲暇也往往被工作占据。尽管明天还要早起上班，但似乎只有深夜的游戏能让他感受到自己"生活"着。一局游戏结束，张纬感到一股深深的乏意，躺下时瞥见角落里积灰的篮球，刹那间回忆起大学时和同学相约课后打篮球的时光。张纬无力哀叹：究竟是什么时候开始，我的生活都被工作占领了……

 小课堂

1. 什么是工作 - 生活平衡

　　工作 - 生活平衡（work-life balance）是指个体在职业责任和个人生活之间找到一种健康的平衡状态，使两者相互协调、互不冲突。需要注意的是，工作 - 生活平衡并非工作、生活的分配各占50%。这种平衡因人而异，并且会在人生的不同阶段发生变化。与工作 - 生活平衡相对的概念是工作 - 生活冲突（work-life conflict），指个体在来自工作和生活的不同需求中挣扎的一种不稳定状态。工作 - 生活冲突分为三类：第一类是角色超载（role overload），即有太多的事情，而时间太少来不及做；第二类是工作对家庭的干扰（work to family interference），即工作需求使得个体难以承担家庭责任；第三类是家庭对工作的干扰（family to work interference），即家庭需求使得个体难以承担工作责任。

2. 为什么保持工作 - 生活平衡如此重要

工作与生活的失衡可能会带来一系列严重的危害。在个人层面，这种失衡可能导致个体创造力降低和个人发展停滞，长期的工作压力和缺乏休息甚至会引发失眠、胃痛、高血压等躯体疾病，增加焦虑和抑郁等情绪问题的风险。在家庭层面，工作与生活的失衡可能影响家庭关系，导致家庭矛盾增多，甚至可能引发家庭破裂。在组织层面，工作与生活的失衡可能会影响员工的工作积极性，降低工作效率，并可能导致高离职率、低生产效率、低工作满意度和高医药成本等。因此，保持工作 - 生活平衡对于个体身心健康、职业发展、家庭关系乃至组织发展都至关重要。

3. 哪些迹象表明您的工作与生活可能失衡了

（1）因工作而无法保证充足的睡眠。

（2）难以集中注意力，工作效率明显下降，工作任务堆积。

（3）长期加班，非工作时间也时刻担忧工作进度，处理工作事务。

（4）在工作压力下出现失眠、头痛、胃痛等躯体健康问题，身心状态欠佳。

（5）在工作压力下情绪容易波动，容易发怒、焦虑或感到抑郁。

（6）出现持续的疲劳感，即使休息后也感到疲惫不堪，难以恢复精力。

（7）出现周一焦虑症，对开启新一周的工作忧心忡忡。

（8）因工作而与家人或朋友的关系变得紧张或疏远，缺乏沟通和理解。

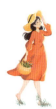

4. 如何兼顾工作与生活的平衡

（1）定期自我反思和调整：回顾、挖掘工作 - 生活失衡问题的根源所在，例如，是工作日下班时间太晚，还是周末休息时间也不得不加班等，进而制订合适的调整计划。

（2）明确优先事项：区分重要与紧急任务，合理安排工作时间，并学会拒绝额外的工作或活动，为自己留出更多空间。

（3）设定工作与生活的界限：不妨给自己设置告别一天工作的固定小仪式，例如，听一段轻音乐，做简单的伸展运动，并尽量避免在工作时间以外处理工作事务。

（4）在非工作时间做一些自己喜欢的事：例如，和好友聚会、享用一顿美餐、看一场自己喜欢的电影。

（5）找到适合自己的放松方式：运动锻炼、阅读、音乐舞蹈或旅行等都有助于舒缓身心，瑜伽、冥想和正念练习也是不错的心理减压方式。

（6）寻求家庭、朋友、同事和专业人员的支持与帮助：积极的人际交往、必要时接受心理健康专业的咨询等，均有助于我们更好地应对工作和生活中的压力与挑战。

 误区解读

工作 - 生活平衡是懈怠、逃避工作

工作 - 生活平衡并非意味着懈怠、逃避工作责任或减少对工作的投入。拖延工作、推卸应承担的工作职责绝非实现平衡的有效方法。我们不愿为了工作而牺牲个人生活，但也不应该通过推卸工作

职责来应对压力。工作 - 生活平衡倡导的是一种积极、理性的生活态度，它鼓励个体在工作和个人生活之间寻求恰当的平衡点，旨在实现生活质量的提升、工作效率的提高以及个人成长。

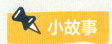 **小故事** 4月28日——世界安全生产与健康日

2001年，鉴于全球范围内劳动安全事故频发、职业病问题日益严重的现状，国际劳工组织（International Labour Organization，ILO）正式宣布将4月28日确定为世界安全生产与健康日，旨在强调工作场所的安全与健康不可分割。如今，这一纪念日已经成为全球审视、改善劳动环境，保障劳动者权益的重要窗口。它不仅关注劳动者身体的安全，也强调其心理健康，旨在创造一个更加安全、健康的工作环境，让每一位劳动者都能在安全无忧的环境中充分发挥自己的价值，实现人与社会的和谐共生。

明明很累却睡不着，如何才有解

张亮（化名）忙碌了一天，下班吃完饭后躺在沙发上，抱着心爱的手机吃吃西瓜、吹吹空调，生活好惬意。刷了好久感觉到困意来袭，一看时间，"哎呀，十二点了，熬夜对身体有害，会猝死，赶紧睡吧。"可是躺到床上怎么也睡不着，数绵羊——一只、二只、三只……压根不顶用。为什么明明已经很困了，但就是无法入睡？哎，明天又是黑眼圈的一天。

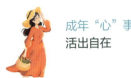
 小课堂 ● ● ● ● ● ● ● ● ● ● ● ● ● ●

1. 失眠的表现有哪些

在主诉失眠的人中，难以入睡最为常见，其次是睡眠不深和早醒，有些会表现为睡眠感缺失。许多失眠者以上情况并存。慢性失眠常是因为一两次失眠后，对失眠产生越来越多的恐惧，以及对失眠后果的过分担心，从而陷入一种恶性循环，久治不愈，导致睡觉时紧张、焦虑，白天感到身心俱疲。

2. 正常的睡眠周期是怎么样的

正常的睡眠结构包括非快速眼动睡眠（NREM sleep）和快速眼动睡眠（REM sleep）两个不同的睡眠时相，其中非快速眼动睡眠又包括了浅睡眠（N_1、N_2）和深睡眠（N_3）。非快速眼动睡眠与快速眼动睡眠交替出现，循环往复，交替一次称为一个睡眠周期。正常人每夜通常有 4～6 个睡眠周期，每个周期 90～110 分钟。每一个周期并不是前一个周期的简单重复。一般在靠后的睡眠周期中，快速眼动睡眠时间增加，非快速眼动睡眠时间减少。典型的睡眠节律是按照以下顺序进行状态转换：觉醒→浅睡→深睡→浅睡→快速眼动。但是，在实际睡眠过程中，并不一定会经历所有的睡眠状态，睡眠状态之间的转换也不一定是完全规律的。例如，正常成人可以直接从浅睡、深睡和快速眼动睡眠中的任何一个状态转为觉醒状态。

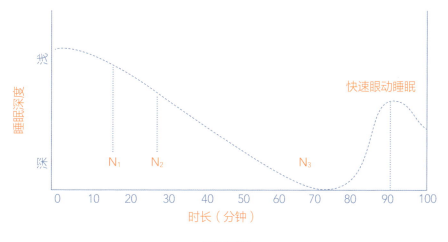

睡眠周期

3. 常见的睡眠障碍有哪些

（1）失眠：是一种持续相当长时间的睡眠质和／或量不能满足个体正常需要的一种状况。常表现为难以入睡、维持睡眠困难或早醒。失眠症是一种综合征，包括失眠主诉和显著的功能损害和痛苦。据报道，失眠症在人群中的患病率为10%～20%，患病率无明显性别差异。

（2）嗜睡症：由于调节睡眠-觉醒节律的中枢神经系统功能障碍而出现的一种以白天睡眠过多为主要临床症状的睡眠障碍。这种睡眠过多并非由于睡眠不足，或者药物、乙醇、躯体疾病所致，也不是在精神障碍（比如抑郁症）发病中的症状。嗜睡症分为原发性睡眠过多和发作性睡病两种亚型。

（3）睡眠-觉醒节律障碍：指个体睡眠-觉醒节律与其所在的社会环境要求，以及大多数人所遵循的节律不符，在主要的睡眠时间段失眠，在应该清醒的时间段出现嗜睡的情形。

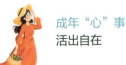
（4）睡行症：在睡眠过程中起床行走或做一些简单活动，是睡眠和清醒同时存在的一种意识改变状态，发生在非快速眼动睡眠的第 3～4 期。睡行症最常见于 5～10 岁的儿童，发病率随年龄增长而降低，且无性别及种族差异。

4. 如何让自己更好地入眠

失眠往往与不良的睡眠习惯有关，比如把床当作工作和生活的场所、开灯睡觉等。不良的睡眠习惯也会破坏睡眠的正常节律，形成对睡眠的错误认知，引起不必要的睡前兴奋，从而导致失眠。以下几个小技巧有助于改善睡眠。

（1）良好的睡眠环境：卧室安静、光线与温度适当，床铺舒适、干净、柔软度适中；不要在床上读书、看电视或收听收音机。

（2）规律的作息：定时休息、准时上床、准时起床，以维持正常的睡眠节律，避免昼夜节奏紊乱。此外，可以强化昼夜节奏的时间线索，如白天保持足够的光照，晚上避免强光照射。

（3）增加晚间的睡眠驱力：避免午睡或白天小睡，减少卧床时间，以提高睡眠效率。白天运动，夜晚按摩帮助肌肉放松。睡前冲温水澡有助入睡，但避免水温过热或过冷。

（4）注意饮食调节：不要在傍晚之后喝酒、咖啡、茶及抽烟。避免睡眠时过饱或过饥，可以在睡前喝一杯热牛奶。

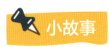 **小故事** **3 月 21 日——世界睡眠日**

人一生有三分之一的时间在睡眠中度过，睡眠是机体复原、整合和巩固记忆的重要环节，是健康不可缺少的组成部分。健康的睡

眠需要充足的持续时间、良好的质量、恰当的时间和规律性，并且没有睡眠障碍和紊乱。

世界卫生组织调查显示，全球约 27% 的人有睡眠问题。为唤起全民对睡眠重要性和睡眠质量的关注，国际精神卫生和神经科学基金会主办的全球睡眠和健康计划于 2001 年发起了一项全球性的活动——将 3 月 21 日定为世界睡眠日。2003 年，中国睡眠研究会把世界睡眠日正式引入中国，并定于每年 3 月 21 日组织主题活动。

压力很大，如何管理

李远（化名）在一家大型企业担任项目经理，由于项目多、时间紧，经常需要加班才能完成大量工作。李远对自己的工作有很高的要求，这使得他在工作过程中时常感到压力巨大，经常在下班之后也无法停止思考工作事宜。他经常担心自己的业绩不如别人，因此倍感压力。久而久之，李远产生了焦虑情绪，经常出现工作和生活无法兼顾的情况，严重影响了工作效率和正常的生活节奏。

 小课堂

1. 什么是压力

压力是一个人处于陌生的、受威胁的、受挫折的或冲突的情境时，产生的心理、生理反应。不同的人对待压力的反应是不一样的，本质上是由人的主观感受决定的。压力主要由三个要素决定，

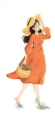
即压力源、个人素质、外部资源。压力源是指导致一个人心理状态发生改变的刺激来源，包含主观和客观两个方面，主观就是个人感知到的压力体验、认知，客观就是实际存在的事件或环境。压力源有不同的类型和维度：躯体的、心理的、社会文化的；可控的、不可控的；危机性的、重大的、日常的、积极的和消极的。个人素质主要是指个人的生理、心理、文化水平。外部资源主要指物质方面、社会支持等。简言之，当我们认为压力源超过自身的应对能力及应对资源时，就会产生压力。

2. 面对压力时，我们会有哪些表现

当面对压力源，身体会启动所谓战斗或逃跑反应，以帮助应对外部威胁。这种反应包括生理反应、心理反应、行为反应。

（1）生理反应：压力会导致心率加快、血压升高、头晕头痛、胃肠道症状、呼吸急促、睡眠障碍、身体疲劳等。

（2）心理反应：压力会导致焦虑、紧张、恐惧、孤独、急躁、冷漠、记忆力减退等。

（3）行为反应：压力会导致吸烟、酗酒、嗜吃或厌食、工作懈怠，甚至产生易冲动、攻击或冒险行为，还会导致拖延或回避学习和工作、办事效率低下、错误率增加等。

3. 为什么需要压力管理

压力并非总是负面的，其影响往往取决于如何认识和处理它。压力不足可能会造成行为懈怠，适度的压力有助于激发积极性和创新力。持续或过度的压力则可能会对身心健康产生负面影响。过度的工作压力可能会导致工作满意度下降，影响工作效率和人际关系，甚至可能引发职业倦怠。若不能合理地排解压力，可能引发个

体的心理适应障碍，导致其对生活产生较大排斥感，无法积极面对挑战，影响社会功能的正常发挥。因此，学会识别并妥善地管理压力，对维持个体身心健康和提高行为绩效具有重要意义。

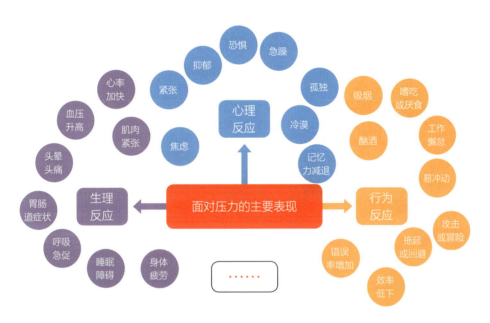

面对压力的主要表现

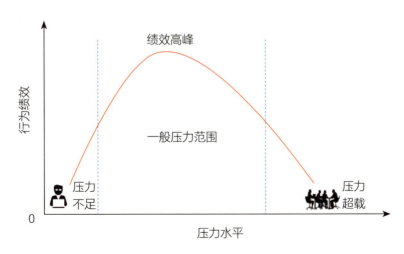

压力影响行为的规律

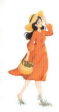
4. 压力管理策略有哪些

（1）认知调节：通过改变对压力事件的看法和态度，减轻压力感。学会从积极的角度看待问题，将压力视为成长和进步的动力。

（2）渐进式肌肉放松和冥想：渐进式肌肉放松是通过逐渐的、有序的、使不同肌肉群先紧张后放松的训练方法，帮助控制压力引发的负面情绪、缓解身体和心理的紧张状态。冥想是一种在安静环境中闭眼进行的活动，通过专注和沉思来达到内心的平静和自我认知的提升，有助于集中注意力和减轻压力。

（3）优先级排序和时间管理：首先，根据重要性和紧急性将工作分类，优先处理既重要又紧急的任务，其他任务可按照自身时间状况合理安排。其次，避免过多承担不必要的工作，拒绝一些超出自己能力范围或与自己目标不符的任务。通过合理分配时间和明确任务优先级，可以有效减少压力源，提高工作效率。

（4）运动与休闲娱乐：通过运动、阅读、绘画、音乐、旅游等方式适当放松身心、缓解压力。

（5）寻求支持：寻求他人的支持和帮助也是缓解压力的有效途径之一，与家人、朋友的交流和倾诉可以获得情感支持和安慰，有助于减轻压力。心理咨询师或心理治疗师的专业指导和建议也有益于制订科学的应对方法。

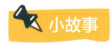 **一杯水到底有多重**

一位教授在讲座上拿起一杯水，问大家认为这杯水有多重，从50克到500克，答案各异。教授说，其实这杯水的重量并非关键，

关键在于你举杯的时间，如果你举 1 分钟，这杯水 500 克也不成问题，如果你举 1 个小时，那么即使是 50 克的杯子也会让你手臂酸痛。同样，倘若我们总是将压力扛在肩上，不懂得如何减轻压力、适当放下，压力就会变得越来越重。因此，正确的做法是，放下水杯，休息一下，以便重新举起它。

你是职场拖延症晚期患者吗

明知道这次考试很重要，还是会拖到临近考试才手忙脚乱地开始复习。

领导布置的工作迟迟不肯行动，快到交付日期了就熬夜赶工，从而心力交瘁。

做好了减肥计划，总是找借口不开始锻炼。

收到邀请信息已经很久了，因为害怕社交或懒得参加而推迟回复或出席。

准备好要学习了，还是忍不住打开手机，刷刷视频，看看热搜，磨蹭半天才开始。

……

这样拖延的情况是不是也经常出现在你的生活中呢？

 小课堂

1. **什么是拖延症**

拖延症，或称拖延行为，是一种普遍存在的心理现象，指的是个体在面对任务或决策时，即使知道拖延可能会带来负面后果，仍然选择推迟行动的行为。

2. 形成拖延症的原因有哪些

拖延症的形成是一个复杂过程，涉及多重因素的相互作用，以下是一些主要成因。

（1）情绪因素：情绪会影响个体做出行动的意愿，紧张、担忧、沮丧、烦躁或对任务的厌恶感等都会导致个体推迟行动，以回避面对这些不舒服的感受。

（2）时间管理：对时间的感知和规划不当也会导致拖延。有些人可能低估了完成任务所需的时间，或者高估了自己在紧迫期限前完成工作的能力。

（3）自我效能感：当对自己的能力缺乏信心，担心无法达到预期目标时，个体会倾向推迟任务以逃避可能的失败和失败后的自我否定。

（4）内在和外在动机冲突：内在与外在动机的冲突可能导致个体失去对任务的兴趣、动机减弱、感受到额外的压力，最终导致拖延行为。如：当外部奖励成为主要动机从而减少内在兴趣和满足感后，会让个体失去对某项活动的兴趣；外在奖励或惩罚带来的压力可能使任务变得不愉快，增加了个体的心理负担，导致他们推迟开始或避免任务。

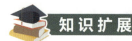 知识扩展 ///

1. 拖延症有哪些危害

拖延症，这个看似无害的小习惯，实则潜藏着不少危害。首先，它会导致心理压力累积，任务的不断推迟会让人时刻处于焦虑之中，长期的焦虑和痛苦可能会导致头痛、失眠等身体不适。其次，拖延会影响工作和学习效率，常常在最后期限临近时匆忙完成，结果往往不尽如人意，由此使人错失许多重要机会，如晋升、项目申请等。

2. 如何与拖延说再见

认识到拖延症的危害，采取行动去应对它，对于我们的心理健康和生活质量至关重要。

想要告别拖延，我们需要认识到它并非坚不可摧。

（1）拆解任务，设定阶段目标：接到任务后将任务拆解成一个个小步骤，并为每个步骤设定完成时间，任务拆解后，畏难心理和压力感会大大减轻。

（2）学会接纳，避免完美主义：告诉自己完成任务比完美更重要，接纳完成初期可能会存在的不完美，后期如果有剩余时间可以再逐步完善。

（3）正面思考，及时奖励：试着用积极的态度看待任务，完成阶段性目标后给予自己一定的奖励，形成正向循环。

（4）寻求支持，获取专业帮助：在完成任务出现困难时，可以尝试与朋友或者家人分享你的困境，寻求鼓励和帮助。如果你是拖延症晚期患者，拖延已经导致抑郁、焦虑等情绪问题，并且严重影响了你的工作和生活，不妨寻求专业的帮助，让精神科医生、心理治疗 / 咨询师陪你一起走出拖延的谷底。

和你聊聊拖延症

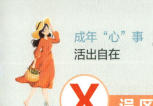

X 误区解读

拖延是因为我懒惰

拖延中的懒，和我们日常所说的懒，有相似之处，但并非完全相同。懒惰虽然可能形成一种习惯，但其主要还是我们自主选择的行为方式，不会或少有造成焦虑等心理困扰。拖延则是多种复杂因素组合而成，是一种自我调节受阻的心理现象。从精神分析角度来看，拖延表面上是与时间管理有关的问题，但拖延背后隐藏着一系列心理动机，压抑、自我和超我的冲突、焦虑、自我惩罚、抵抗、固着等心理防御机制可能导致个体推迟任务，以逃避负面情绪或潜在的焦虑源。

值得注意的是，并非稍有拖延就是拖延症，很多时候只是拖延现象而已。每个人都有拖延的时候，与其给自己贴上懒惰、能力差的标签，不如选择适当的方式去应对拖延。善待自己，从与拖延说再见开始。

对工作失去动力，是产生职场倦怠了吗

李甜甜（化名）是一名客户经理，她很喜欢和不同的人打交道，在工作中认真负责，尽量满足客户需求。但从上个月起，她觉得自己有点不对劲：每天早上醒来，想到要去工作，她的心就像是被一块沉重的石头压着，看着镜子里的自己，甚至挤不出一个笑容。她曾经热爱的工作现在让她感到疲惫不堪，甚至有时候开始怀疑自己的能力。逐渐地，她开始对很多工作感到不满，对同事和客户变得冷漠，甚至开始怀疑自己的工作是否有意义。

 小课堂

1. 什么是职场倦怠，它有什么危害

职场倦怠（burnout）又称职业倦怠、工作倦态，是职场人群中一种较为常见的现象，主要指在人际接触频繁、人际交往密切的职业中，因持续的工作压力、消极的情绪体验，造成的身心疲惫和消耗的状态。根据世界卫生组织的定义，职场倦怠是长期工作场所压力未得到成功管理而引起的一种综合征。倦怠是一种体力和心理上的过劳，使个体感到精疲力尽，无法像以前那样充满活力和热情地投入工作。职场倦怠的表现主要有以下三方面。

（1）情感耗竭：感到疲惫、缺乏活力，无法给予他人支持。

（2）去人格化：对同事、客户和工作表现出冷漠、消极甚至厌恶的态度。

（3）成就感降低：工作效率低、缺乏成就感，对工作成果和自身价值产生怀疑。

职场倦怠不仅危害个体的工作表现、人际关系、自我感受乃至身心健康，还会影响组织效能，带来生产力下降、员工流失率增加和团队士气低落等不良后果。

2. 如何应对职场倦怠

职场倦怠是一个复杂但可以得到改善的问题。无论是个体还是单位、组织都有责任和能力采取行动减轻职场倦怠。个体层面可以

参考的应对策略有以下几方面。

（1）时间与边界管理：合理安排工作和休息时间，明确工作时间与私人时间的界限，避免长时间连续工作。

（2）沟通与协作：与同事、上司和下属进行沟通，增进彼此理解，改善工作氛围。

（3）自我关爱：规律饮食、作息，保证足够的睡眠；探索自己喜爱的体育运动，并尽量坚持；培养兴趣爱好，丰富业余生活。

（4）寻求支持：向家人、朋友或专业人士寻求帮助，共同应对职场倦怠。

（5）探索自我：结合个人兴趣、价值观等要素，进一步明确个人职业发展目标。

（6）从身边开始改变：如有条件，可以通过装饰工位、改变工位陈设等，增加新鲜感；探索工作单位附近的美食、公园等休闲娱乐场所，作为调节身心的便利资源。

改善职场倦怠是一个循序渐进的过程，需要时间和耐心。重要的是要认识到自己的边界，做出调整，采取适当的措施来维护自己的身心健康。

 知识扩展

职场倦怠存在高危人群吗

职场倦怠的高危人群包括那些在工作中长期高压力、高强度、缺乏控制感和支持感的个体。具体有以下几类。

（1）高压职业人员：如医生、护士、警察、消防员等，这些职业通常要求高度的责任心和应对紧急情况的能力，长期经历较高的工作压力。

（2）助人职业工作者：如社会工作者、心理咨询师、教师等，这些职业需要大量的情感投入和持续的人际互动，容易导致情感耗竭。

（3）工作环境不稳定或变化频繁的员工：如初创企业的员工、临时工或合同工，不稳定的职业前景及缺乏工作保障也会造成职场倦怠。

（4）其他高危因素：工作内容与个人价值观不符、在工作中缺乏自主权和决策权、工作控制感较低、工作中缺乏社会支持，以及工作 - 生活冲突等。

需要注意的是，职场倦怠并不是特定群体的专利，任何在工作环境中长期承受压力的人群都可能经历职场倦怠。当怀疑自己正在经历职场倦怠时，可以使用马斯拉奇职业倦怠普查量表（Maslach Burnout Inventory-General Survey，MBI-GS）等工具对自己的情况进行评估。

 误区解读

产生职场倦怠是因为抗压能力太差

职场倦怠并不是简单地由抗压能力差引起。每个人的抗压能力确实存在差异，但职场倦怠的成因较为综合，包含工作压力因素，如过高的工作强度、工作量大、工作要求过高、工作节奏快，或工作职责不分明、缺乏支持和认可等；人际关系因素，如与同事、上

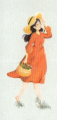
司或下属之间存在矛盾和冲突，与伴侣、家人、朋友等重要他人的关系问题等；个体特征因素，如职业态度、对工作和生活的价值观、对工作的认同感、个人性格特质等；环境因素，如工作单位的组织文化、管理风格等。

当经历职业倦怠时，不必过于自责，可以尝试找出具体的原因，进而做出调整。

该如何应对职场欺凌

小张入职六个月后，注意到老板对待他的方式与对待同事不太一样。老板会在全组人面前骂他做的东西很差，甚至在团队会议和聚餐时排除他出席。小张手头的任务比其他人都多，为此不得不加班，可是老板却总说小张能力不足。当小张提出新方案时，老板以小张过去的失误为由，否决了小张的提议。持续的打压让小张倍感压抑和疲惫，渐渐出现了胃痛、头痛、胸闷等症状。面对职业困境，小张想要离职，甚至开始怀疑自己是否还能在这个行业做下去。

也许小张该反思的不是"自己是否胜任这份工作"，而是"自己是否遇到了职场欺凌"。

 小课堂

1. 职场欺凌是什么

职场欺凌，简单来说，就是在工作场所中，个人或团体通过重

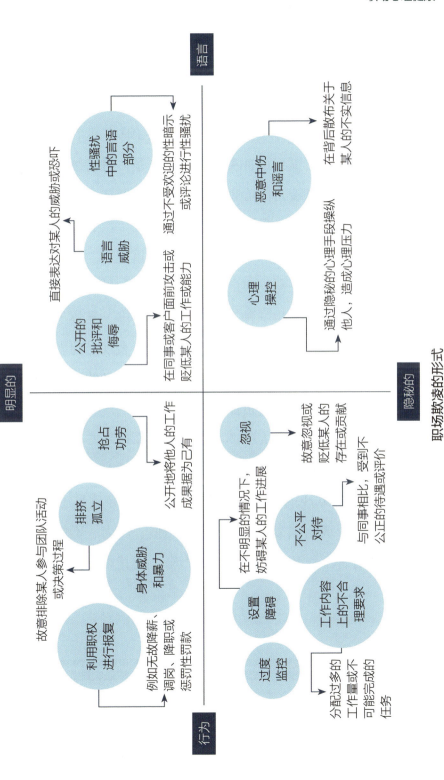

职场欺凌的形式

语言

明显的

隐秘的

行为

性骚扰中的言语部分

语言威胁

公开的批评和侮辱

恶意中伤和谣言

心理操控

直接表达对某人的威胁或恐吓

通过不受欢迎的性暗示或评论进行性骚扰

在同事或客户面前攻击或贬低某人的工作或能力

在背后散布关于某人的不实信息

通过隐秘的心理手段操纵他人，造成心理压力

抢占功劳

排挤孤立

身体威胁和暴力

利用职权进行报复

忽视

不公平对待

设置障碍

工作内容上的不合理要求

过度监控

公开地将他人的工作成果据为己有

故意排除某人参与团队活动或决策过程

例如无故降薪、调岗、降职或惩罚性罚款

在不明显的情况下，妨碍某人的工作进展

故意忽视或贬低某人的存在或贡献

与同事相比，受到不公正的待遇或评价

分配过多的工作量或不可能完成的任务

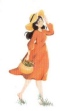
复的负面行为，对某个员工进行针对性的攻击、排挤或贬低。职场欺凌可能是言语上的侮辱、贬低，也可能是一些更微妙的举动，例如故意忽视或排斥、做出翻白眼等表情、提出过分要求、隐瞒工作上的重要信息、阻挠工作进展或突然没缘由地将某个人移出项目等。职场欺凌不同于偶发的冲突或误解，它是一种持续性的、有意的敌对行为，对被欺凌者的心理健康和职业发展造成严重影响。

2. 职场欺凌会带来什么危害

职场欺凌对被欺凌者和工作环境均有严重危害。被欺凌者可能会感到孤立，被排除在与同事的社交互动之外，导致孤独感和疏离感。被欺凌的经历会产生一种持续的恐惧和焦虑，导致工作动力下降，注意力难以集中，继而使被欺凌者的工作表现受到影响。若欺凌持续存在，被欺凌者可能会丧失信心，怀疑自己的工作能力，甚至在更换工作后也无法摆脱负面的自我评价。

职场欺凌不仅危害个人，还会对整个工作环境产生负面影响。当职场中出现欺凌行为时，会形成一个消极和敌对的环境，导致员工士气下降。受欺凌的员工可能会选择离职，导致员工流动率增加。欺凌一旦形成组织文化，会产生以恐惧、压力、不信任和低效率为特征的有害工作环境，损害组织声誉，使其难以吸引和留住优秀员工。

 知识扩展

如果我被职场欺凌了，该怎么办

请记住，职场欺凌从来都是不可接受的行为，任何人都有权在一个安全和充满尊重的环境中工作。如果不幸遭遇了职场欺凌，你应该寻求支持并采取措施解决欺凌，为自己和他人创造一个安全且充满尊重的工作场所。以下是你可以采取的行动。

（1）记录欺凌事件

1）事件：包括尽可能多的关于事件的细节，如日期和时间、地点以及在场的证人。

2）客观：陈述事实，尽量减少个人观点或情绪性的描述。

3）真实：尽量直接引用他人原话。

（2）和欺负你的人谈谈：如果可能的话，试着和你觉得在欺凌你的人进行一次冷静且具有建设意义的对话。

1）用具体情景举例，让对方知道他的行为给你带来了不愉快的体验。例如，"当你给我取外号时，我一点也不感到好笑。"

2）设定界限，让对方知道你不能接受的行为，以及你希望对方如何改变。例如，"我不希望你对我的外表评头论足。我希望我们能集中精力在工作上，相互尊重和支持。"

（3）寻求支持：与你信任的同事、朋友或家人谈论欺凌，并考虑寻求专业人士的帮助，如心理治疗师或咨询师。

（4）上报职场欺凌：如果职场欺凌继续存在，也可以考虑向人力资源部门或主管报告。

（5）考虑法律手段：在某些情况下，职场欺凌可能构成骚扰或歧视，你可能需要考虑寻求法律援助或采取法律手段。

答案：1. B；2. B；3. ×

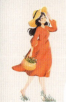
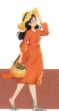

健康知识小擂台

单选题:

1. 下面哪个说法不正确（　　）

    A. 嫉妒存在进化价值

    B. 恶性嫉妒会让人更有动力

    C. 管理好嫉妒的关键是验证嫉妒的感觉，而非行动

    D. 管理嫉妒要控制你对嫉妒的心理和行为反应

2. 当面临工作和个人生活的冲突时，哪种策略是不推荐的（　　）

    A. 设定明确的工作和个人生活目标

    B. 通过酗酒方式应对压力

    C. 寻求家人和朋友的支持与理解

    D. 与上司或同事沟通，寻求工作安排的灵活性

判断题:

3. 睡眠周期是一个重复的周期活动。（　　）

职场心理健康
自测题
（答案见上页）

为人父母
不简单

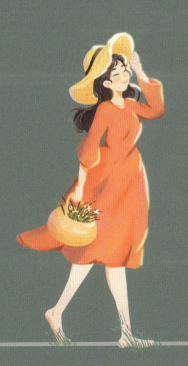

成为父母，是人生旅途中一个全新的起点，它不仅是生活步调的重大变化，也是个人心灵成长的一次飞跃。从心理上做好准备，是迎接这一角色转变的关键。本章将邀请您一起探索成为父母所必需的心理条件，包括理解父母角色的深远意义、应对育儿过程中可能遇到的挑战，以及如何平衡个人成长与家庭责任。通过深入分析和实际建议，我们希望帮助您构建起强大的内心支撑，信心满满地步入为人父母这一人生新阶段。

养育孩子前，要做哪些准备

李明和王丽（均为化名）夫妇即将步入三十岁。看着周围朋友陆续成为父母，他们也开始感受到来自社会和家庭的期待压力。李明担心自己是否能够承担起父亲的责任，担心孩子的到来会扰乱他的职业发展规划。王丽则害怕失去目前的自由和个人空间，同时对孕期的身体变化和育儿中的未知挑战感到不安。

在家庭聚会上，亲友的不断询问和期望目光让他们的焦虑感愈发强烈。夫妇二人也经常讨论，却又发现彼此对于育儿的期望和恐惧不尽相同。这种内心的挣扎和对未来的不确定感，使得他们在决定是否成为父母上犹豫不决。

 小课堂

1. **成为父母前，为什么需要进行心理准备**

成为父母之前，心理准备至关重要。因为它不仅帮助准父母深刻理解育儿角色，还能更好地完成情感适应，并承担起即将到来的责任，从而应对育儿带来的诸多挑战与变化。

（1）生活方式的转变：成为父母意味着生活方式的显著变化，包括个人时间的重新分配、职业规划的调整，以及对家庭生活的全新期待。心理准备帮助准父母认识到这些变化，并学会在新的角色（父/母）与既有的角色中找到平衡。

（2）情感适应与接受挑战：即育儿带来的情感挑战的适应，如接受育儿过程中可能遇到的困难，包括孩子的教育、健康问题，以及与伴侣间的沟通协调。

（3）期望调整与压力管理：准父母需要理解育儿并非总是一帆风顺，而是充满了不确定性和压力，这就需要调整期望，培养情绪管理、时间管理等应对压力的能力。

（4）建立共同的育儿观念：与伴侣共同建立一致的育儿观念和策略，是促进夫妻双方在孩子出生后能更好地协同合作的关键。

总的来说，心理准备是准父母迎接新生命到来之前的必修课，它能帮助准父母在情感上适应新角色，并在实际生活中应对育儿带来的各种挑战。

2. 成为父母前的心理准备包括哪些主要内容

成为父母前，需要进行的心理准备主要包括以下几个方面，它们构成了准父母迎接育儿挑战的坚实基础。

（1）对育儿角色的认知：准父母需要认识和理解育儿是一项长期且充满挑战的任务，因此需要耐心、韧性和不断地学习。

（2）情绪管理：育儿过程中不可避免会面对挫折和压力，稳定的情绪不仅有助于有效地应对育儿方面的挑战，也有利于自身和孩子的心理健康。因此需要学习并实践情绪管理技巧，以健康的方式应对育儿中的压力。

（3）与伴侣的沟通协调：与伴侣就育儿理念、责任分配以及对孩子未来的期望等方面可能存在不一致，需要提前进行开放和诚实的沟通，确保双方在育儿观念和策略上达成共识，预防因沟通不畅带来的育儿冲突。

 知 识 扩 展

1. 什么是恐育，年轻人不愿意生孩子的背后究竟是什么

恐育是一种与生育相关的恐惧心理，在现代社会中越来越普遍。国家统计局数据显示，2023 年中国的人口出生率为 6.39‰，人口出生率在近几年持续走低，这反映了部分年轻一代对生育的犹豫和担忧。恐育现象不仅仅局限于对生育本身的恐惧，还触及了深层次的心理问题。恐育源于对生育风险的认知、个人对生育问题的焦虑以及社交媒体上有关生育的信息传播等。

成为父母通常被视为生命中的一个重大转折点，它伴随着深刻的心理和情感变化，这一转变涉及个体身份的重塑、责任的增加以及对未来的重新规划。对父母角色的接纳会影响个体的自我概念，可能引发焦虑、不确定感和自我怀疑。对育儿的设想也可能触及深层的情感和童年经历，需要年轻夫妻进行心理上的整合和调适。

换个角度来看，其实恐育并非全然消极的现象。它反映了年轻人对生育决策的深思熟虑，以及对家庭责任的认真态度。通过增加对生育相关知识的了解，提供心理健康支持，以及创造一个更加友

好的育儿环境，可以帮助年轻人缓解恐育情绪，在准备好的时候迎接新生命的到来。

2. 父母在孩子出生前的心理状态如何影响孩子的发展

准父母在孩子出生前的心理状态对孩子的发展有着深远的影响。有研究发现，孕期母亲的心理压力会导致胎儿大脑发育受损，特别是在海马区域，这可能会影响胎儿的学习能力和记忆形成。研究还表明，孕期母亲的压力水平与儿童后期的行为和情绪问题有关，压力激素如皮质醇可以通过胎盘传递给胎儿，影响其神经发育和应激反应系统的形成。

此外，准爸爸在妻子孕期的状态焦虑和特质焦虑程度、准妈妈的心理健康状态、准父母的婚姻满意度在一定程度上影响了小婴儿的气质特征。例如，父亲抑郁情绪较高时，婴儿的易养性较低。因此，维持积极的心理状态、减少压力和焦虑，对于促进胎儿健康和儿童早期发展至关重要。这也强调了准父母进行心理准备和寻求心理健康支持的重要性。

误区解读

生儿育女是人的本能，无须学习

普遍观念认为成为父母是一种本能，不需要特别的准备或学习。然而，现实中育儿行为远不只是本能反应，它要求父母在情感、认知和行为上做出适应。同时，很多人常常错误地认为只有母亲需要为育儿做准备，而忽视了父亲在育儿中的重要作用。实际上，无论性别，所有准父母都应该积极参与到育儿的准备中，包括

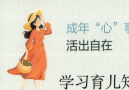

学习育儿知识、发展亲子关系技巧，并共同构建支持系统。

准妈妈的第一关：适应孕期的各种变化与不确定

　　周女士妊娠五个月，每天都在与孕期变化斗争。前三个月的早晨孕吐让她对食物失去兴趣，疲惫异常，现在开始显怀，身体的各种变化让她在镜前感到陌生。当胎儿轻轻踢肚子时，她对未来充满不确定：孩子健康吗？自己能否成为好母亲？生活将如何变化？这些问题让她感到迷茫和焦虑。家庭聚会上，尽管被亲人们围绕，她仍感到孤独，感受到期待和压力。她担心不能满足这些期待，对即将到来的母亲角色感到紧张。

　　孕期的挑战对周女士来说，不仅是身体不适，更是心理重负。她渴望得到理解、支持，以及一个分享内心焦虑和期待的空间。

 小课堂

1. **什么是孕期心理变化**

　　孕期心理变化是指孕妇在妊娠期间由于激素水平波动、身体形态改变及未来角色转变等因素引起的情绪波动和心理反应。这些变化可能表现为焦虑、抑郁、易怒或情绪不稳定。

2. **如何应对孕期心理变化**

　　①准妈妈需要自我觉察和接纳这些情绪，通过日记记录、情绪

追踪来理解自己的心理状态。②准妈妈可以通过参与孕妇支持小组、与家人沟通或寻求专业心理咨询，为自己构建一个积极的社会支持网络。③实践放松技巧，如正念冥想和渐进性肌肉放松，有助于缓解压力和情绪波动。孕期心理健康不仅影响孕妇自身，也与胎儿的健康发展密切相关。

3. 孕期抑郁症是什么，它对新手妈妈和胎儿有何影响

孕期抑郁症是一种在妊娠期间发生的心理健康问题，表现为持续的低落情绪、兴趣丧失和精力减退等。如果不被及时识别和治疗，它不仅影响准妈妈的心理健康和生活质量，还可能对胎儿的发育产生不良影响，如低体重儿和早产风险增加。研究表明，孕期抑郁症与母子之间的早期依恋障碍有关，可能影响儿童后期的情感和认知发展。因此，识别孕期抑郁症的早期迹象，如持续的悲伤、焦虑或对日常活动的兴趣减退，对于及时寻求专业帮助至关重要。通过筛查工具如患者健康问卷（PHQ-9）等，可以在孕期早期识别抑郁症状，从而提供适当的干预措施。

 误区解读

孕期情绪波动是正常的，不需要特别关注

孕期情绪波动确实常见，但并非所有波动都是无害的。轻微的情绪变化可能是正常的生理反应，但若情绪波动剧烈或持续存在，自身无法调节，则可能预示着心理健康问题，如孕期抑郁症。这些问题若不及时识别和处理，可能对准妈妈和胎儿的健康产生长期负面影响。

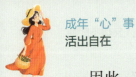
因此，对于孕期情绪的显著变化，应给予足够的关注，必要时寻求专业心理健康支持。忽视这些情绪波动可能导致错失早期干预的机会，增加产后抑郁等并发症的风险。

新手父母如何适应各种变化

小林和妻子在婚后第三年，迎来他们的第一个孩子，原本以为每天都会很开心，谁知，在孩子出生后，小林体验到更多的烦恼：小宝宝很可爱却很柔弱，自己连抱都不敢抱，还要拍嗝、换尿布，小林很害怕一不小心伤着小宝宝；妻子每天因照顾宝宝而休息不好，更容易生气了，虽然更像是在生她自己的气；妈妈和妻子每天还会因为照顾孩子的方式不同而矛盾不断，两个人都让自己评理、拿主意，自己就像"夹心饼干"……大多新手父母可能都会面临类似的混乱期，该如何破局呢？

 小课堂

1. **新手父母的生活发生了哪些重要变化**

①照顾新生儿是首要挑战。刚出生的孩子，需要父母几乎24小时的照顾，可能会导致父母休息不足、情绪不稳。②新手父母角色的适应会遇到困难。新生儿降临后，父母不得不把焦点从自己和对方身上，转移到新生儿身上，如何平衡好自我需求、夫妻关系变化和照顾子女的需要，显得尤为重要。③维持家庭运转的分工合作

也需要再磨合。孩子的出生，意味着家庭开销的增加，除了照顾新生儿、家务等家庭内部的合作分工，父母职业发展、家庭收入增长等，也是新手父母需要协商的重要方面。④如果有上一辈帮忙，新手父母还需要协同好三代人的分工与关系。代际间的差异，大多会呈现在养育方式上，面对这些差异，新手父母该如何既感谢上一辈的付出，又维持好小家庭的边界，同样值得探索。

2. 如何做好新手父母

就新手妈妈而言，自我关怀必不可少，可以通过适当运动和放松来缓解压力，也要学会向家人提出自己的需求、表达自己的情绪，还要理解丈夫因为小宝贝的诞生所激增的各方压力。对于新手爸爸来说，可以通过帮助新生儿洗澡、换尿布、和妻子一起学习育儿知识，来增强自己的参与度和成为父亲的真实感，同时也需要关注妻子，她因为生育过程造成激素水平骤变而导致身体和情绪问题较多，帮她按摩、一起外出散步、听她心事等，可以有效帮助妻子舒缓情绪。值得一提的是，夫妻感情是家庭氛围的基础，也是孩子健康成长的基石，因此，即使在养育新生儿的混乱期，也要关注培养和维护好夫妻感情。

3. 新生儿诞生导致的家庭结构变化带来了哪些影响

新生命的准备和诞生，给每一个家庭带来了无限的喜悦，同时，也给整个家庭系统带来了挑战。新成员的加入，改变了原本只有夫妻双方的家庭结构，改变了家庭成员之间的互动和关系：夫妻双方新增父母角色，照护新生儿成为家庭首要任务，这是夫妻双方全新且责任重大的家庭任务；夫妻关系在新成员加入后必然有所变化，婚姻关系应迅速调整，以便为孩子留出足够的空间；夫妻的分

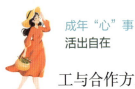
工与合作方式亟待重新磨合调整，共同承担起孩子的养育、家庭经济和劳动的责任，以维持家庭功能；父母从自己是孩子到变成家长这个过程的心态也发生了转变，同时，作为家族的核心，肩负了帮助祖父母、外祖父母角色转变和建立小家庭边界的重任。总的来说，这一时期家庭的主要发展任务是，适应新生子女的诞生、成长，发展一个可以共同满足父母和新生儿的温暖、支持的家庭环境。

 误区解读

新手父母总觉得自己做得还不够好，不是好父母

新手父母常常会有一种困扰：感觉自己照顾孩子的起居已经心力交瘁，但为什么孩子总是在哭，总有更多的需要，是不是自己做得不够好？有时候甚至会产生这样的疑问：自己是不是不适合做爸爸或妈妈？其实，世界上没有完美的父母。成为父母对个体来说，是全新的角色，在角色转变的过程当中，总会经历从不知道到开始知道、从知道得不多到知道得更多的过程，这个过程本身是不容易的。好父母的定义并不是从不犯错、事事完美，而是对孩子无条件地爱，关注孩子的需求、尊重孩子，在自己能够承受的范围内适当满足他们；同时，应注重为孩子的成长提供一个稳定的、温暖的和支持的家庭氛围与环境。

你听说过孕产期抑郁症吗

芳芳是一位性格开朗的女孩，一年前和丈夫结婚。如今，两人的爱情结晶来临，是个漂亮的小公主。在妊娠最后两个月，芳芳总觉得心情很压抑，有时感觉烦躁、容易发脾气，但通过丈夫和家人的安慰和鼓励，总算顺利到了产期。但生产后两周，新手妈妈的心情却一天比一天糟。起初，芳芳看到新生儿会手足无措，后来总担心孩子吃不饱、生病，甚至害怕孩子睡着时会突然没有呼吸。芳芳的心情也越来越压抑，话语也减少了，对身边任何事都提不起兴趣，还动不动就哭。一天夜里，看着熟睡的女儿，芳芳突然很自责，连孩子都不会照顾，还不如死了算了。于是，她抱起女儿走向窗台……幸好丈夫及时发现，阻止了一场悲剧的发生。

 小课堂

1. 什么是孕产期抑郁症

孕产期抑郁症是孕产妇最常见的严重心理问题，是指孕产妇在围生期出现以抑郁症状为主的情绪障碍。它是由于孕后激素水平、社会角色及生活环境的变化，造成女性身体、情绪、心理发生的一系列变化。不仅对孕产妇的心理健康以及母婴关系有着严重的影响，对婴幼儿情绪、行为、认知和人际交往也会产生很大的负面影响，要引起高度重视。

2. 孕产期抑郁症的常见表现有哪些

①注意力没有办法集中；②睡眠不安稳，失眠等；③情绪低落，会觉得不能胜任妈妈的角色，对于照顾小宝宝感到无能为力；④容易冲动，易怒、发脾气；⑤严重时会出现自伤、自杀等伤害自己的行为，更有甚者会出现扩大性自杀行为。比如，患孕产期抑郁症的新手妈妈觉得死对于自己来说是一种解脱，又不忍心让自己孩子留在世上受苦，有时会产生带着孩子一起自杀的念头。

上面是孕产期抑郁症的常见临床表现，也有一些患者情绪低落不明显，主要以身体不适、焦虑心烦、情绪波动大等症状为主。可以借助相关筛查工具来评估是否存在孕产期抑郁症风险，比如爱丁堡产后抑郁量表。

爱丁堡产后抑郁量表

指导语：请仔细阅读以下题目，并选出最能反映你最近 7 天情况的答案				
题目	0= 像以前一样	1= 不如以前多	2= 明显比以前少	3= 完全不能
1. 我开心，也能看到事物有趣的一面				
2. 我对未来保持乐观的态度				
3. 当事情出错时，我毫无必要地责备自己				
4. 我无缘无故地焦虑或担心				
5. 我无缘无故地恐惧或惊慌				

续表

指导语：请仔细阅读以下题目，并选出最能反映你最近7天情况的答案				
题目	0= 像以前一样	1= 不如以前多	2= 明显比以前少	3= 完全不能
6. 事情发展到我无法应对的地步				
7. 我因心情不好而影响睡眠				
8. 我感到悲伤或悲惨				
9. 我因心情不好而哭泣				
10. 我有伤害自己的想法				

知识扩展

如何预防孕产期抑郁症

孕产妇在孕产期或多或少都会有些抑郁情绪，只要做好恰当的预防，多数人都可以平稳地度过这一时期。

首先，准妈妈可以和家人一起接受妊娠、分娩、哺乳和育婴知识的培训。一方面了解孕产期可能发生的生理和情绪的变化，以减轻对妊娠、分娩和养育婴儿的紧张恐惧心理；另一方面也能及时纠正家人一些错误的、保守的孕育观念，为孕妇创造一个良好的家庭环境。

其次，孕产妇要正视自身生理及角色的变化，尽快适应母亲的角色。例如可以多和宝宝接触，培养感情，及时哺乳，平衡激素水

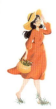
平。另外，要认识到经历了妊娠、分娩的痛苦，加上照顾新生儿的疲乏，会让产妇产生明显的情绪波动，这种情绪的变化是一种正常现象。此时应尽可能地让家人帮忙照顾宝宝，自己能够多休息，及时针对不良情绪与家人沟通，改善心情。

最后，要全家总动员。家人要积极地为孕产妇创造安静、闲适、健康的休养环境和氛围，尊重新手妈妈的育儿观念，给予更多的理解、关心和支持，让孕产妇能够感受到爱和温暖，减轻孤独、无助和慌乱的感觉。尤其重要的是，在妊娠及照顾孩子的忙碌中，要密切观察孕产妇的情绪，如发现有孕产期抑郁症的迹象，应积极疏导，必要时可咨询专业机构，尽早干预，及时治疗，避免病情加重，造成不良的后果。

 误区解读

患孕产期抑郁症的新手妈妈就是矫情

孕产期抑郁症的患病率平均为17%（14%～26%），主要影响因素除内分泌等生理变化外，还包括社会家庭身份的变化、哺乳喂奶、家庭关系等。令人担忧的是，约40%的女性在患上孕产期抑郁症时被家人漠视，甚至被误解为过于多愁善感、过于矫情等，从而延误病情，不能及时到院就诊。要知道，孕产期抑郁症可能导致新手妈妈们感到沮丧、情绪低落、焦虑、无法享受亲子活动，以及对宝宝的抚养产生困难等，也会严重影响到产妇的情感状态、工作能力和社交生活，甚至对家庭稳定和宝宝的发育产生负面影响。因此，孕产期抑郁症是一种需要引起重视并及时干预的心理健康问题。

隔代教育到底好不好

"妈，和你说了多少次了，不要再用嘴给孩子喂饭！这容易传播细菌，多不卫生！还有您这家乡口音能不能改改……"

"我儿子我就这么喂大的，我没见他有什么大病大灾。再说我口音怎么了，家乡话！"

"好了好了，别吵了！"

而一门之隔的邻居家中。

"你爷爷奶奶当年可都是大学生，看看爷爷书房的书是不是比你多多啦，爷爷奶奶照顾你很辛苦，要多听爷爷奶奶的话……"

"知道了妈妈，我会的！"

"你们安心上班，壮壮交给我们，虽然不能面面俱到，但总归能减轻一些你们的负担！"

同是隔代教育，却是两种不同氛围。

 小课堂

隔代教育的好处和坏处有哪些

隔代教育的利弊都是多方面的，隔代教育具有以下好处。

（1）丰富的育儿经验：祖辈家长通常拥有丰富的生活和育儿经验，能够提供更加耐心和细心的照顾。

（2）解决年轻父母工作忙的问题：祖辈可以帮助照顾孩子，

让年轻父母能够更专注于工作。

（3）情感上的亲密：祖辈与孙辈之间往往存在深厚的情感联系，这种隔辈亲能够给孩子提供情感上的安全感。

（4）传承文化：祖辈可以向孩子传授传统文化和价值观，有助于文化的传承。

（5）缓解老人的孤独感：参与孙辈的抚养可以丰富老人的生活，缓解他们的孤独感。

（6）时间充裕：相比工作繁忙的父母，祖辈可能有更多时间陪伴孩子成长。

隔代教育也存在一些不利的方面。

（1）老人观念可能陈旧：祖辈可能持有一些过时的观念和教育方法，这可能限制孩子的思维和创新能力。祖辈学习新理念的能力相对较差，往往仅用经验来指导实践。

（2）溺爱：祖辈可能因为对孩子的深厚感情而溺爱，衣来伸手、饭来张口，倾向顺从孩子的要求甚至是不合理的要求，导致孩子缺少独立意识和规则意识。

（3）限制孩子的行为：祖辈可能因为担心安全问题而限制孩子的探索行为，总怕孩子出危险，这也不让做、那也不让做。

（4）父母与孩子关系疏远：长时间与父母分离可能导致孩子与父母之间的感情淡化，比如孩子会说"我只想奶奶抱"。

（5）代际沟通问题：代际之间可能存在沟通障碍，影响教育效果。

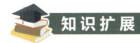

知识扩展

1. 哪些因素能让隔代教育更有利于家庭发展

首先，离不开祖辈素质，包括文化素养、教育理念等。从案例中两个家庭隔代教育的情况不难看出，祖辈若是文化素养高、育儿经验丰富，会收获更多的崇敬；素质较高的祖辈往往在孩子世界观、人生观、价值观的形成中给予更好的引导，因为经历多、见识广，所以描述起来更生动形象，也更引人入胜。

其次，是和谐、相互尊重支持的家庭氛围。这一点至关重要，没有哪个孩子能在无尽争吵的家庭中获得宁静和快乐。理念不一致、彼此有嫌隙和矛盾时，隔代教育就会成为核心矛盾和争吵点，这种状态下，孩子父母可能既想要祖辈带娃，又嫌弃祖辈带娃。

最后，是祖辈能否具备较强的学习能力，能否与时俱进更新教育观念和方法。这一点也很重要，这决定了隔代教育能不能真的给孩子带来益处、促进孩子的身心发展，而不是耽误了孩子的最佳教育时间。

2. 哪些做法是隔代教育中公认不可取的

（1）争吵不断：祖辈与父母观念差距过大且难以调和，常产生冲突和争吵。

（2）过度干预：祖辈过度干预父母对孩子的教育和管理，导致混乱。

（3）宠溺：宠溺孩子的程度严重，不利于孩子成长。

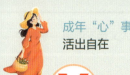

误区解读

父母亲自教育才是带孩子的最佳选择

有观点认为，"能自己养不假手于人"。但如有以下情况存在，父母亲自教育可能还不如隔代教育。如：父母关系不融洽，每天争吵、彼此嫌弃；父母双方或一方情绪不稳定，有暴力、酗酒、吸毒、经常情绪失控表现；父母为教育孩子放弃工作机会，事后常向孩子抱怨自己是为了孩子而放弃的，增加孩子心理负担和负罪感。

如何帮助孩子安然度过青春期

"你怎么又没叠被子？说了好多遍了，一点用也没有。好的习惯不养成，以后怎么办？"

"要你们管，我自己的被子，爱怎么弄就怎么弄！"

"你怎么脾气这么倔，这是为你好，知道吗？"

"少管我就是为我好了。"

类似的争吵已经无数次在小蕾家上演。孩子到了14岁，怎么越来越不可理喻？小蕾的父母百思不得其解。相信这也是青春期孩子家庭共同的困扰。家长到底应该如何与青春期的孩子相处？在家里应该如何建立良好的亲子关系？

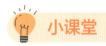

小课堂

1. 什么是青春期

青春期，介于儿童和成年之间，是非常考验亲子关系，也是考验家长养育能力的阶段。在这个阶段，孩子的大脑仍在发育，而且各个区域的发育并不同步。与高级执行功能有关的脑区位于大脑的额叶外侧区域，主要负责控制冲动、判断并做出决策。然而这一区域在青春期时，发育并未完全成熟。同时，孩子的身体正在突飞猛进地长大，让他们觉得自己已经是大人了，当然，这种认知一定会伴随着自我意识的增强。身体的长大，而大脑成长的相对滞后，会形成矛盾，甚至引起冲突，导致青少年做决策时容易鲁莽，有时会出现性情的反复无常。

2. 如何正确看待青春期

许多青春期孩子的家庭中，家长视孩子为一个麻烦。但其实这个阶段有可能也是一个机会：让家庭成员重新审视彼此的关系，在波动中找到平衡点，让家庭的力量更强大。

要正确看待青春期，家长必须建立两种思维模式。第一，孩子非常需要家长。很多家长会认为，青春期的孩子一直在拒绝自己，其实，这是他们在试探。随着年龄的增长，孩子发现，总有一天他/她必须得离开这个家，因此感到恐慌。在这种恐慌的态度下，他/她会做出很多试探性的动作，比如排斥、敌对、不合作等。此时，他们最需要的是父母无条件的支持和接纳，因为这样可以使他们"动荡的心"安稳下来。第二，家长自己的身份正在发生变化。孩子年幼时，家长的身份是掌控者。孩子什么都必须依附父母，因为

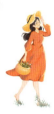
他们没有能力。而到了青春期，家长的身份变了，成了"教练"。这意味着，家长代表着权威性，在孩子面前建立起来一个可信的形象，让孩子遇到任何问题，愿意共同商量。此外，"教练"的身份也意味着家长需要更加关注孩子的个性成长，而不是只盯结果。

知识扩展

1. 与青春期孩子相处的窍门

除了前面提到的，家长需要了解青春期孩子身心变化的特征，需要明白自己身份发生的变化。给大家提供一个与青春期孩子相处很有效的方法，就是保持谦虚的态度。

不知道大家有没有听过一个说法——傲慢的成年人。为什么会傲慢？因为成年人认为自己有钱、有权、有身份、有地位，因此很多人往往不愿意承认"我的能力是有限的""我有一些盲区""我是有弱点的""我真的无法理解我的孩子"。而正是这种傲慢的态度让家长从来不愿意低头、也不愿意求助。

所以选择谦虚意味着家长意识到自己需要帮助和指导。谦虚会让人的内心变得柔软，谦虚也是获得青少年信赖的最佳方式。那怎么才能做到谦虚？第一，多向别人请教。第二，和好朋友交心。第三，组建一个关于孩子怎么度过青春期的顾问团。第四，经常用"平视"的态度跟孩子交流，就孩子的喜好、朋友关系等虚心向其求教。养成探讨具体问题的习惯后，大家会发现自己犯错误，或者被孩子误解的可能性会大幅减少。

2. 青春期孩子出现心理行为问题时的一些信号

（1）孩子的睡眠突然出现了明显的变化，入睡困难、时睡时醒、经常凌晨醒来后再也无法入睡等。

（2）孩子的进食情况出现了明显的改变，比如突然大量进食，或者突然长时间不好好吃饭，甚至有些孩子还会主动催吐。

（3）孩子的注意力突然变得难以集中。学习效率明显下降，生活变得懒散，有明显的兴趣减退，甚至出现自责、无望感等。

（4）孩子学习成绩突然大幅下降。

（5）孩子情绪变得很不稳定，比如比往常更加容易发怒、易冲动。

（6）孩子的社交圈发生快速变化，比如生活中出现了很多奇奇怪怪的人。

 误区解读

家长无法帮孩子解决与其他人的相处问题

有时孩子在与别人交往的过程当中，发生了矛盾，甚至给别人带来伤害。这个时候正是教育孩子建立良好人际关系模式的好时机。

那家长能够做些什么？比如教孩子学会体谅他人，可以采用提问的方式，"到底发生了什么？""你觉得对方为什么会生气？""你认为他们有理由生气吗？""如果换作是你，你有什么感觉？"等，帮助孩子建立换位思考的能力，他们才能够对别人所受到的伤害感同身受。然后鼓励孩子做自我评估。当事情已经过去，孩子情绪逐渐稳定时，需要"回头看"。尝试问问孩子"你还希望自己那

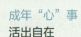
样做吗？""如果让我们再重演一下这件事的话，有没有什么不同的选择？"这样讨论的目的就是帮助孩子进行自我评估，并告诉他们"当你和他人人际关系出现问题的时候，如果你能够道歉，这是成熟的表现"。最后，家长要帮助孩子学会补救，做了错误的事要懂得去补救，甚至父母要带着孩子一起上门，去帮助那个被伤害的人。

怎么说，孩子才会听

这个周末下午，杨霞（化名）感到无助极了，对着自己 9 岁的儿子，她简直欲哭无泪。自己刚刚整理干净的房间，转眼就被这个"拆家鬼"毁了，玩具乱摊一地，书桌上乱七八糟，床上还有各种零食碎片，任凭她怎么苦口婆心地劝说、命令、呵斥，甚至央求，希望儿子以后能自己整理好房间，儿子都对她的话充耳不闻，踩着滑板在客厅和卧室间穿梭，嘴里喊着"毁灭吧，世界！"在那一刻，杨霞感到自己在儿子的眼里，似乎是个透明人。

 小课堂

1. 良好的亲子关系是什么样的

良好的亲子关系至少包含以下三点：第一，父母与孩子之间是相互信任的。孩子幼年时从父母那里获取安全感，有助于其成年后获得稳定的人际关系。第二，父母与孩子能够互相理解、互相欣赏，并且尊重彼此的需要。在幼年获得父母足够认可、需求被恰当满足的孩子，长大后会拥有良好的自我价值感，表现出更好的自信心。第三，父母与孩子之间能够进行有效、顺畅的交流。良好的沟通能力对于提升孩子对他人的共情能力和保持耐心都会有所帮助。

2. 父母怎样说才能对孩子产生积极影响

标题"怎么说，孩子才会听"里的"听"不该是指顺从，而应是指"听见"，愿意听见。第一，家长应当以身作则，言传身教，为孩子树立良好的榜样，否则，即使家长说得再好也不能使孩子信服。第二，对于孩子正确的行为，应及时予以肯定和鼓励，不要吝啬赞美。在相互认可的人际关系中，孩子才更愿意接受家长的影响。第三，多从积极的角度评价事物，多说正面的语言，让孩子看到希望。在轻松、积极的家庭环境中成长出来的孩子，会拥有积极的世界观。第四，尊重孩子，保持倾听，对于孩子的不同观点保持开放的态度，保护孩子的自尊心。第五，从小培养孩子的独立能力，经常表达对他们的信任，尽量鼓励他们做一些力所能及的事情。第六，批评时以引导教育为目的，避免采取过于严厉的惩罚手段，否则可能会使孩子产生心理创伤。第七，让孩子知道自己必须承担自己行为的后果，有助于他们建立良好的边界感。

怎么说，孩子才会听

 知识扩展

与孩子沟通需要注意些什么

第一，不要好为人师，家长很容易觉得自己是长辈，所以更正确，孩子就该"听话"。但这样容易引发孩子的反感，有时即使表面上顺从了，心里还是不服气。随着孩子年龄增长，越来越需要得到尊重和公平对等的交流环境。第二，避免在孩子情绪激动时执着于评判是非对错，这样容易造成亲子关系对立。很多时候争吵只是源于各自观点的不同，应当保持耐心，尝试理解对方立场。过于急切地想要解决问题，往往适得其反。第三，减少评判，尤其避免使用整体性负面评价的语言，如"你真没用""你总是做不好"等，而应关注孩子当前的具体哪些行为有待改进，语气平和地予以反馈。第四，要尊重孩子的感受，仔细倾听孩子的需要，予以足够的空间和时间等待孩子回答。有些家长在询问孩子的选择时，心里已经替孩子做好决定了，所以并不会真正"听见"孩子内心的声音，孩子自然也就不会"听见"家长了。第五，注意不要把自己生活工作中的负面情绪转嫁到孩子身上，照顾好自己的情绪后才能照顾好孩子的情绪。

✗ 误区解读

不听话的孩子不是好孩子

很多家长认为，孩子应该听父母的。然而现实中，那些过于听话的孩子可能因养成了凡事依赖他人做主，或者逆来顺受等习惯，而在成年后的生活与工作中遭遇挫折、表现平庸。而那些有着出色成就的人物，却大多有着一颗"反叛"的心。事实上，也正是由于敢于突破传统规则，敢于挑战权威，才使得人类文明能够不断进步。家长常常希望孩子继承自己的优点，或者希望孩子接受自己的人生经验，不要"走弯路"，因此总是倾向于教导孩子按照自己设想的方式去成长，殊不知如果过度执着于此，可能你会养育出一个"听话的好孩子"，但同时，可能也培养出了一个没有独立思考和行动能力的孩子，没有能力为自己的人生负责，也就无法体验人生的真正幸福。因此，只要不做违法违规、伤人伤己的事情，家长们就应适当放手，鼓励孩子们发展个性，充分地"成为自己"。

孩子的学习和自己的健康，你选哪一个

陪娃写作业，被很多家长称为"世纪难题"。近年来，关于辅导作业的段子层出不穷，"不写作业母慈子孝，一写作业鸡飞狗跳"。新闻里时有报道，有家长辅导作业时被气到心肌梗死、高血压、脑出血；有的家长捶桌子捶到骨折，甚至有的家长情绪崩溃下，随手将桌上的石榴砸向孩子，导致孩子脾破裂。陪孩子写作业成为影响亲子关系的一大"杀手"。

 小课堂

1. 孩子学习和家长健康之间为何存在冲突

人民网一项调查数据显示，92.8% 的受访家长表示自己对子女的成长和教育感到焦虑。很多家长不希望孩子在未来不如自己，导致这些家庭产生一种"不进则退"的紧迫感。家庭作业是家长参与学校教育的重要途径，也最能体现出家长在面对孩子学业成长时的焦虑无助。家长在参与子女家庭作业时过度的焦虑，不仅成为影响

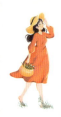
孩子成长和导致家庭矛盾的导火索，而且影响家长自己的身心健康，是一种得不偿失的教育焦虑症。

2. 为什么会对孩子的教育感到焦虑

家长对孩子的教育感到焦虑，是由外部因素和内部因素共同导致的。外部因素包括：社会经济发展、收入差距大、教育回报率高，使得家长认为需要早着手、早准备，不能被人甩在后面，也不能让孩子"输在起跑线上"，以应对将来需要面对的竞争。由此对孩子的教育焦虑程度增加。而互联网和社交媒体的发展，让家长更加容易发现屏幕中"别人家的孩子"已经早早发展出了各种技能，对比自己的孩子，更加容易感到不满。内在的因素包括家长对教育过度理想化，对孩子有一些不切实际的期许，而孩子在成长过程中出现的种种问题不被理解和接受，被贴上不正常、不优秀的标签。看到身边孩子取得优异成绩，而自己孩子存在这样那样的问题，容易对自己的孩子失去信心，感到焦虑不安。因此，家长在面对未知挑战、压力与冲突时应保持内心的力量，保持平和是很重要的心理能力。

3. 家长在辅导孩子学习的过程中，如何保持平常心

孩子的学业成就固然重要，但家长作为家庭教育的重要执行者，对孩子的影响，远不止学习成绩。有人说，"人所受到的最重要的培养是他们 12 岁以前从父母那里接受的教养"。其实孩子时时刻刻都在受着家长的影响，家长的行为就是家庭教育最直接的范本。如何与孩子交往，解决孩子的问题，以及如何面对和解决实际生活中的困难，如何应对自己的情绪等，也成为孩子观察、模仿的内容。家庭教育并没有完美的模板，每个家庭都会有自己的风格。

家长不是老师在家庭中的代理人，家庭教育也不是只有学习成绩一项任务，因此，家长对孩子的学习感到焦虑不安时，不妨问问自己，我要教给孩子的生活方式，究竟是怎样的呢？

 知识扩展

1. 家长到底有没有必要参与孩子的学习

家庭环境及教育方式是影响孩子学业的一个重要因素，但是国内外研究对于影响的程度没有统一的定论，有学者认为家长对孩子成绩有非常显著的影响，有人则持相反意见。一般来讲，对于孩子成绩，家长可能具有积极与消极两方面的影响。积极方面有：督促孩子完成作业，使孩子注意力更为集中；适当地提供帮助，能够改变孩子完成作业的心态和情绪；促进亲子沟通；提高学业成绩。消极方面有：忽略孩子在学习上的主体地位，过度参与，给孩子带来压力；亲子关系恶化；家长和老师的教学方法不一致，对学习造成干扰等。由此可见，家长参与孩子学习是必要的，但参与的方式方法更重要。

2. 家长能为孩子学习提供怎样的帮助

通常来说，家长对孩子学习提供的支持包括以下几方面。

（1）避免干扰，给孩子创造一种不受打扰的环境，并创造条件让孩子集中精力学习，督促孩子完成家庭作业。

（2）对孩子积极完成家庭作业做出回应，让孩子产生完成学习任务的成就感。

（3）与孩子就作业及学习上的困难进行沟通。

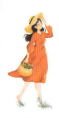
（4）家校互动，和老师保持沟通，帮助孩子解决学业困难。

（5）传授学习技巧、帮助孩子增强自我调节的能力。

（6）参与学校组织的活动和学习相关的决策。

因此，家长对孩子学习的辅导并不应仅仅局限于作业，而应通过制定规则、强化学习行为和指导活动等方式来提高孩子的学习能力，因为孩子对家庭作业的态度、在完成作业遇到困难时的解决方式和自控能力都与其学业成绩息息相关。

国内外家长参与家庭作业方式的代表性观点

代表人物	划分方法	参与方式
国内		
顾应凤	间接参与和直接参与	提供支持，与教师互动，日常监督，给予指导，任务分类，参与沟通，反馈作业，帮助孩子发展独立性
任宝贵		积极支持、监督作业、给予孩子适度帮助，与学校沟通
李云、桑青松、凌晨		监督学习行为、辅导作业内容、指导学习方法、支持孩子完成作业，以及与学校老师有效沟通
国外		
哈里斯·库珀	三分法	自主支持、直接参与和排除干扰
爱普斯坦	六分法	营造有利于孩子学习的环境；和学校的有效交流；参与孩子在家里的学习；家长志愿服务；参与学校决策；和社区合作
胡佛·邓普西	八分法	协助孩子完成作业；和老师交流；监督孩子写作业；提高孩子完成作业的自我效能；直接参与孩子家庭作业；设计符合孩子认知能力的作业；亲子之间的家庭作业沟通；设计有助于提升孩子学业成绩的元策略

父母教养风格，你是哪一种

轩轩和乐乐是同班同学，成绩都不错，考前也都常常一起复习，但这学期期末考试两人都失利了。回家后，轩轩爸爸当时就指责了他："你最近不好好学习，考差了吧？活该！"第二天，乐乐跟轩轩说，当晚爸爸做了乐乐爱吃的菜，还安慰他："一次考试的失败不代表什么，爸爸看到你已经很努力地复习了，如果你需要，我们吃完饭可以一起看看这次考试失利的原因。"轩轩听乐乐说完，心想，这就是传说中"别人家的父母"！

 小课堂

1. 父母的教养风格通常有哪几种

父母教养风格是指孩子在成长过程中，父母相对稳定的抚养和教育方式。美国心理学家戴安娜·鲍姆林德根据"要求"与"回应"两个维度的高低，将父母教养风格分为权威型、专制型、放任型和忽视型四类。权威型父母要求高、反应快，他们在理解、支持孩子的同时，对孩子的行为有明确的标准和监督，也有较高的期待；专制型父母要求很高，但对孩子的情绪情感回应较少，重视父母的权威感，也较多使用惩罚性方法塑造孩子的行为；放任型父母很少向孩子提出要求并监督，常采取宽容、接受的态度，对孩子有积极肯定的热情；忽视型家长对孩子既没有要求，也不回应孩子的

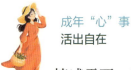

情感需要，既不支持也不监督孩子，甚至有时会忽视他们抚养孩子的责任。

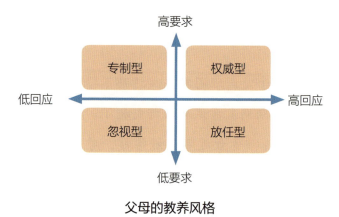

父母的教养风格

2. 父母教养风格如何影响孩子的心理健康

父母的教养风格，主要通过两种方式影响孩子的心理健康：一方面，父母教育的过程让孩子逐渐形成了自我的意识和人际应对模式，这会影响孩子自信心的建立和养成，以及面对挫折时候的处理能力；另一方面，父母的教养风格是父母行为的体现，这个行为也会成为孩子的榜样，特别在与他人互动时，孩子们会潜移默化地在自己的生活中使用父母处理事务、人际关系的方式。此外，研究也表明，父母的教养风格也会影响孩子的认知、人格和社会化等发展。因此，采用积极教养方式的父母更可能理解他们的孩子，回应孩子的需求，使得孩子拥有更强的自信心、稳定的情绪和良好的社会化适应。

3. 有没有最好的教养风格

教育方式的选择，没有标准答案，父母需要根据不同情境调整。权威型父母养育的孩子也不能完全幸免于心理健康问题，但专制型、放任型和忽视型养育方式下成长的孩子更有可能出现自信心不足、情绪问题、人际关系困难等现象。研究表明，权威型的教养方式最有可能培养出独立自主且善于社交的孩子，因为采用这种方式的父母在照顾孩子情绪需要的同时，也会有相对合理的约束和要求。举例来说，当孩子饭前想吃冰淇淋时，放任型家长往往会同意，也不会管控吃多少；专制型家长一般不会同意，并常说"不可以，吃冰淇淋有害健康"，而权威型父母的处理方式可能是"冰淇淋是可以吃的，但是要饭后吃，可以吃一根"。

4. 权威型父母有哪些特点

权威型父母通常具有以下四个特点：第一，对孩子有高期待并严格要求，他们认为孩子是有能力达到自己提出的这些标准的，并持续鼓励孩子不断追求更高的目标，同时，他们会建立一定的标准，提供必要的指导，监督孩子的行为；第二，能够给予孩子无条件的爱与支持，尊重孩子的意见，鼓励孩子表达自己，这会让孩子感受到自己是被爱和被接纳的；第三，会重视孩子的自主能力，常鼓励孩子进行独立思考，并给予自主做决定的信任空间，这有助于提升孩子的自信心和自主性；第四，权威型父母往往具有较强的适应性和灵活性，在面对孩子成长进程中的不确定性和变化时，能够灵活调整教养方式，以适应孩子在不同成长阶段的不同需求。

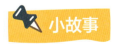 **小故事** 5 月 15 日——国际家庭日

这一纪念日由联合国大会提出，从 1994 年 5 月 15 日起实行，旨在提升公众对于家庭问题的认识，促进家庭的和睦、幸福和进

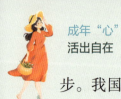
步。我国通过立法做了进一步深化，提出实施全国家庭教育宣传周——《中华人民共和国家庭教育促进法》第一章第十三条规定，每年 5 月 15 日国际家庭日所在周为全国家庭教育宣传周，面向广大家庭广泛开展家庭教育宣传展示和主题实践活动，致力于宣传家庭教育的重要性，并提供科学的方式方法。

如何减少父母离异对孩子的心理影响

小明曾因家庭幸福而被众人羡慕。然而，父母关系紧张，家中欢声笑语渐少，转为沉默与争吵。小明的心，如拼图般被撕裂。他无意间在街头瞥见了一幅描绘家庭温馨场面的拼图，五彩碎片触动了他的心灵。他想，如果能将这些碎片一片片拼凑起来，是不是就能找回曾经的幸福呢？小明站在摊前，久久没有离去。他的眼神中充满了迷茫，仿佛已经预见了接下来将会面对的挑战。而这幅未完成的拼图，就像是他内心的真实写照，渴望着被理解和治愈。

 小课堂

1. 父母离异给孩子造成的心理影响有哪些

父母离异对孩子造成的心理影响具体表现为：情感上，孩子可能深感不安，缺乏安全感，对自我价值和归属感产生怀疑；性格上，他们可能变得内向孤僻，对外界环境保持警觉，或者叛逆难以管理，寻求情感的出口；在行为层面，孩子可能出现学业滑坡，自暴自弃，或在日后的婚恋关系中难以维持健康稳定的状态。此外，孩子对家庭结构和人际关系的认知也可能产生偏差，影响他们建立健康的人际关系。

2. 如何减少父母离异对孩子的心理影响

第一，父母应确保孩子感受到持续的安全感，明确传达无论关系如何变化，他们对孩子的爱永远不变。同时保持孩子日常生活的稳定性，避免频繁变动（如搬家、转学）带来的不安全感。第二，父母双方应积极提供情感支持，让孩子感受到来自父母双方的关爱。同时鼓励孩子表达内心的感受，给予倾听和理解，避免让孩子感到被忽视或无助。第三，应避免让孩子卷入冲突之中，不在孩子面前批评或指责对方，以免给孩子带来情感上的困扰。同时关注孩子的学业和社交发展，并鼓励他们参与社交活动，建立健康的人际关系。第四，如果孩子出现严重的心理问题，如焦虑、抑郁等，应及时寻求专业心理医生的帮助。通过这些综合性的措施，可以有效减少父母离异对孩子造成的心理影响，帮助他们健康成长。

 知识扩展

父母不在孩子面前提及离异，可以减少对孩子的心理影响吗

不能，这可能忽略了孩子对于家庭变化的敏感度和他们处理信息的能力，即使不说，孩子也能从家庭氛围以及父母沟通模式的改变中得到信息。隐瞒只会引发孩子不必要的猜测和担忧，并且把问题归结在自己身上，不仅不能减少影响，还会给孩子增加心理困

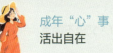
扰。诚实地告诉孩子真相，并以温和、客观的方式解释，有助于孩子更好地理解和接受这一变化。孩子需要知道发生了什么，并理解这一变化对他们生活的意义，这可以帮助他们建立更清晰的认知，减少不必要的猜测和担忧。

 误区解读

父母表达离异是对方的错，或暗示孩子是导致离异的原因

首先，指责和归咎会让孩子感到自责和无助，认为自己是家庭破裂的根源。负罪感会严重影响孩子的心理健康，阻碍他们正常成长和发展。其次，将离异归咎于另一方或孩子，实际上是在逃避真正的问题和责任。父母应该正视自己的问题，而不是通过指责他人来逃避。

应该坦诚地面对彼此和孩子，共同解释离异的原因，并强调无论发生什么，他们都会继续爱孩子并支持孩子。这样可以帮助孩子理解家庭变化，减少心理伤害，促进他们健康成长。

中年危机的真相

夜幕降临，张强（化名）坐在空荡荡的办公室里，望着窗外燃起灯火的城市。他的眼神中透露出一丝迷茫与不安。四十岁，正是事业的巅峰，但他却感到前所未有的无力。曾经的雄心壮志似乎被岁月磨平，家庭的压力、工作的瓶颈，如同两座大山压在他的肩上。他明白，这就是所谓的中年危机。然而，危机的真相究竟是什么？是坦然地接受，还是勇敢地寻找新的起点？他深吸一口气，决定走出这片迷雾，寻找答案。

小课堂

1. 中年危机是什么

当我们提到中年危机，许多人会想到一系列负面的标签：事业瓶颈、家庭压力、身体健康水平下滑等。但实际上，中年危机并非一个简单的定义，而是一个复杂的心理和社会现象。中年危机，通常指个体在中年阶段（40～60岁）经历的一种心理与社会压力的集中体现。它可能表现为对职业发展的迷茫、对家庭责任的焦虑、对个人健康与未来的担忧等。这种危机不仅涉及个人的心理状态，也反映了社会、经济和文化等多方面因素的综合影响。

2. 为什么会发生中年危机

中年危机的发生，是多方面因素共同作用的结果。首先，随着年龄的增长，人们开始对自己的生活、职业和人生意义进行更深入的反思。这种反思可能带来对现有生活状态的不满和对未来的不确定感，从而引发中年危机。其次，社会环境的变迁也是导致中年危机的重要因素。新的技术、新的职业和新的生活方式不断涌现，这使得中年人面临更大的职业竞争和生活压力。同时，家庭责任、子女教育等问题也可能成为中年人面临的重要压力源。最后，随着年龄的增长，个体的身体功能开始下降，这可能引发对衰老和死亡的恐惧。而且中年人在面对职业、家庭等方面的压力时，可能缺乏应对的资源和能力，从而产生焦虑和抑郁等负面情绪。

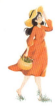
 知识扩展

1. 中年危机究竟是危还是机

中年危机并非一个必然发生的、无法避免的阶段，而是一个可以通过自我调整、积极应对来化解的危机。首先，中年危机并非只有负面影响。它也是一个重新审视自己、调整生活方向的机会。许多人在经历中年危机后，反而找到了新的生活目标和动力。其次，中年危机的产生并非完全由外部因素所致。虽然社会压力、家庭责任等因素会加剧中年危机，但真正决定个体是否能够顺利度过中年危机的，还是个体的自我认知、情绪管理能力等内部因素。因此，面对中年危机，我们需要从内外两方面入手，既要积极应对外部压力，也要不断提升自我认知、情绪管理等内部能力。

2. 如何应对中年危机

中年危机并非一个无法避免的魔咒，而是一个可以通过自我调整、积极应对来化解的危机。我们需要正视中年危机的存在，同时也要看到其中蕴含的机遇和可能。接受并面对自己的情感，不要逃避或否认中年危机的存在。积极寻求心理支持和帮助，如与亲朋好友交流、寻求专业心理咨询等。同时，保持健康的生活方式，如规律作息、合理饮食、适度运动等，也有助于缓解中年危机带来的压力。此外，重新审视自己的生活和职业，寻找新的目标和动力，也是应对中年危机的有效方法。通过积极应对，个体可以渡过中年危机，实现人的再成长和再发展。

建立积极的社会关系

发展社交圈
参与社区活动
培养亲密关系

重新评估职业和人生目标

职业再规划　　积极应对挑战
设定新目标　　制订计划
持续学习　　　寻求支持
增强个人控制感

保持健康的生活方式

规律作息
合理饮食
适度运动

培养健康的心理状态

保持乐观
学会放松
寻求专业帮助

中年危机的应对方法

更年期的烦，谁能懂

　　李艳（化名）刚过 50 岁，正是工作节奏缓和、家庭美满的时候。她却突然感到生活变得异常艰难。夜间经常失眠，白天也无精打采，情绪波动大，动不动就发火。一次家庭聚会上，她因为一道菜的口味和丈夫发生了激烈的争吵，孩子们被吓得不知所措，亲戚们也纷纷投来不解的目光。大家都觉得她的情绪变化莫名其妙，甚至认为她在无理取闹。李艳也觉得很困惑，她无法控制自己的情绪，总觉得心里憋闷，却又不知道自己是怎么了。

 小课堂

1. 什么是更年期

更年期是女性从生育期过渡到非生育期的一个自然阶段，通常

173

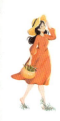

发生在 45～55 岁。这个时期的主要标志是月经周期改变，最终停止（绝经）。更年期前后，女性体内的雌激素和孕激素水平显著下降，引发一系列生理和心理变化。这一阶段也是女性生育期结束阶段，通常持续数年到十年不等。

2. 更年期的表现有哪些

更年期的表现因人而异，但通常包括以下几个方面。

（1）月经变化：月经逐渐变得不规律，周期可能变短或变长，流量可能增多或减少，最终停止。

（2）潮热（热潮）：突然感到身体发热、面部潮红、出汗等，通常在胸部和脸上开始，随后可能蔓延到整个身体。

（3）情绪波动：情绪不稳定，易怒、焦虑、情绪低落等，可能由于激素水平变化引起。

（4）失眠和睡眠问题：入睡困难、睡眠质量下降、夜间醒来等问题可能出现。

（5）阴道干燥和性生活问题：阴道分泌物减少，阴道变得干燥，性生活可能变得不舒适甚至疼痛。

（6）性欲减退：对性的兴趣可能减少，性欲可能下降。

（7）头痛和身体不适：头痛、肌肉疼痛、关节疼痛等身体不适可能增加。

（8）记忆和集中力减退：注意力不集中、记忆力减退等，认知功能可能受影响。

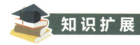

知识扩展

进入更年期，我们应该注意什么

更年期是每个女性都将经历的重要人生阶段，在这个时期，女性的身体会经历一系列的变化，因此需要特别注意一些方面来保持健康和生活质量。首先，保持均衡的饮食非常重要。多摄入富含钙和维生素 D 的食物，如奶制品、绿色蔬菜和豆类，有助于预防骨质疏松。适量的蛋白质、健康脂肪和纤维也能帮助维持体重和促进心血管健康。其次，保持规律的运动。每周进行至少 150 分钟的中等强度有氧运动，如快走、游泳或骑自行车，能够增强心肺功能，改善情绪，并有助于骨骼健康。力量训练也很重要，可以帮助维持肌肉质量和骨密度。此外，重视心理健康。更年期可能伴随情绪波动、焦虑和抑郁。寻求家人、朋友的支持，或者参加支持小组，可以得到情感上的帮助。必要时，咨询专业心理医生也不失为一种有效的方法。最后，定期进行健康检查。保持每年的体检，包括乳腺 X 射线摄影、宫颈黏液涂片检查和骨密度检查，能够早期发现和预防潜在的健康问题。总之，关注饮食、运动、心理健康和定期检查，可以帮助女性更好地应对更年期带来的挑战，保持健康和幸福的生活质量。

误区解读

更年期人人都会经历，忍忍就过去了

虽然更年期确实是女性都会经历的自然生理过程，但简单地认为忍忍就过去了，忽视了其潜在的复杂性和个体差异。首先，更年

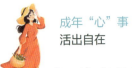

期不仅仅是身体上的变化，还涉及情绪和心理健康。许多女性在更年期会出现潮热、夜间盗汗、情绪波动、抑郁和焦虑等症状，这可能会影响到日常生活、工作效率和人际关系。其次，更年期的症状和持续时间因人而异。对某些女性而言，症状可能非常严重并持续多年，单纯地忍耐可能导致不必要的痛苦和健康问题。最后，未能有效管理更年期症状可能会导致长期健康问题。例如，激素水平的变化可能增加骨质疏松和心血管疾病的风险。因此，采取积极的措施，如保持健康的生活方式、定期健康检查和在必要时寻求医疗帮助，是非常重要的。

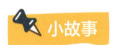 **小故事** **10月18日——世界更年期关怀日**

这是一个全球性的健康宣传日，由国际更年期协会（International Menopause Society，IMS）与世界卫生组织共同发起，旨在提高公众对更年期的认识，关注女性在这一特殊阶段的身心健康需求，消除对更年期的误解和偏见，促进女性健康和生活质量的提升，并推动相关医学研究和社会支持。

答案：1. D；2. B；3. ×

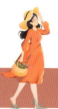

健康知识小擂台

单选题：

1. 忽视型教养方式的父母对孩子的态度通常是（　　）

    A. 高要求、高回应　　　　B. 高要求、低回应

    C. 低要求、高回应　　　　D. 低要求、低回应

2. 当孩子询问父母离异的原因时，父母应该（　　）

    A. 回避问题，不回答

    B. 坦诚地告诉孩子真相

    C. 告诉孩子离异是对方的错

    D. 告诉孩子离异是因为他们不够好

判断题：

3. 中年危机是每个中年人都会经历的阶段。（　　）

为人父母不简单
自测题
（答案见上页）

掌握方法，
夕阳也可
无限好

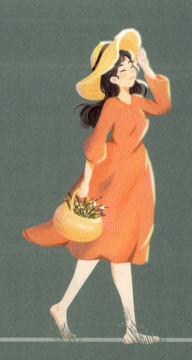

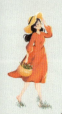
　　进入老年期，面对身体和心灵的逐渐衰退、亲友的离去以及身份角色的转换，我们如何能够从容应对，找到新的生命意义？本章将带领您探索如何迎接老年的挑战与机遇，学会优雅地告别过去，同时迎接新的绽放。我们将分享实用的心理调适方法、健康生活方式的建议，以及如何通过培养新的兴趣和爱好来重建内心的平衡。通过这些指导，您将发现老年并不是终结，而是另一个充满潜力和可能性的开始。让我们一起学习如何在告别中找回自我，迎接生命的新篇章。

退休后，我是谁

　　王先生61岁，去年正式办理退休手续。刚退休时，他还在庆幸自己终于成了自由人。可是慢慢地，他开始感到无聊和烦闷，每天的生活变得单调乏味，仿佛一下子失去了重心，整日无所事事、坐立不安，看什么也不顺眼，不时与爱人闹情绪、发脾气。后来甚至闷闷不乐，每日很少出门，更不愿主动去结交朋友，感到身体哪儿都痛，可是到医院检查却没有发现什么问题，退休后的生活，似乎并没有像他原先想象的那样美好。

 小课堂

1. 如何快速适应退休生活

　　（1）积极调整心态，接纳退休的事实，树立积极向上的生活信念。

　　（2）重心转向家庭生活，多与爱人、家人沟通交流，增进家庭成员感情。

（3）培养日常兴趣爱好，增强与社会的联结。

（4）扩大社交圈，加入自己感兴趣的组织或社区活动，发展新的朋友圈，使生活充实起来。

（5）保持规律的生活习惯，保持健康饮食，建立以保健为目的的生活方式。

（6）如果较长一段时间仍不能适应退休后的生活，可及时寻求专业帮助，必要时可在医生指导下适当服用药物，及时治疗相关症状。

2. 退休后常见情绪问题有哪些

（1）失落感：由于工作环境、职位以及社交关系的变化，退休后可能会觉得孤立无援，产生孤独感和被抛弃的感觉，甚至时间长了就会对自己的生命和自身生存的价值产生怀疑。

（2）焦虑：面对原有工作生活节奏的改变以及社交减少，容易产生焦虑情绪。有些人还可有心烦意乱，缺乏耐心，易发脾气等表现。

（3）抑郁：受到社交、环境改变、孤独感、失落感的影响，抑郁情绪在退休后的老年人群中较为常见，可出现自信心下降、兴趣减退、生活懒散等表现。

（4）睡眠问题：部分老年人退休后可出现睡眠问题，例如入睡困难、早醒、睡眠质量较差、多梦等。

（5）由于年龄增长，部分退休后的老年人还会出现不同程度的认知退化等表现，比如记忆力减退。

知识扩展

退休适应会经历哪些阶段

退休适应，是指老年人在退休后社会角色、生活内容、生活节律等改变的情况下，心理和行为的合宜变化。退休适应过程一般要经历四个时期。

（1）过渡期：临近退休者开始进行退休前思想准备、规划，以及工作交接、办理退休手续等。自愿退休者怀着对退休生活的期许与向往，踌躇满志，制订退休后旅游、生活等计划；不愿退休或被迫退休者则可能心情复杂、思绪万千。

（2）兴奋/抑制期：有的人结束忙碌的工作状态，释放自我、追求诗和远方、领略大好河山，处于退休后的兴奋状态；有的人惆怅、失落，感觉还有抱负、想法没有实现，壮志未酬，甚至不自觉地处于工作状态；有的人出现经济情况、社会地位、人际关系的改变，无所适从，甚至一段时间内陷入迷茫中，心情陷入低谷。后两类人群会处于退休后最难忍受的时期，出现离退休综合征。

（3）再塑期：兴奋/抑制期终究抵不过现实及时间，进入人生的再塑期。有人选择安度晚年，有人选择上老年大学，有人选择发挥余热，各取所需，很多人逐渐对自己有了新的定位，开始调整自己的情绪和心态去适应退休生活。

（4）适应期：内心释放与整合后，绝大多数的退休老人都能在认知和情感上冷静而客观地对待退休，适应退休后的种种变化，拥有新的角色、新的定位，享受退休生活。

离退休综合征

定义

指围离退休期不能适应新的社会角色、生活工作环境和生活方式的变化，出现焦虑、抑郁、悲哀、恐惧等消极情绪，或产生偏离常态行为的一种适应性心理障碍

主要表现

无奈感：不愿离开工作岗位，但又无奈
无用感：感觉被社会淘汰，对社会、对家庭没有价值了
无助感：身体欠佳，无人照顾，焦虑不安、无所适从
无望感：对于未来感到失望，甚至绝望

影响因素

个性特点：争强好胜 / 固执者易患
个人爱好：缺乏兴趣爱好者易患
人际关系：人际交往不良者易患
职业性质：事业成就感强者易患
性别因素：通常男性比女性易患

防治措施

提前准备、心态良好
家庭和睦、回归家庭
换个场所、发挥余热
老年大学、兴趣优先
呼朋唤友、放飞自我
自律自强、心身健康
自助互助、专业帮助

离退休综合征

老年期如何才能睡得好

　　李教授退休多年，年轻时是单位骨干，工作繁忙，那时睡眠很好，常常一挨枕头就睡着，而且一觉睡到天亮。醒来就像充满了电，又能精力充沛投入工作生活中。现如今，李教授常常躺在床上辗转反侧两三个小时也无法安然入眠，好不容易睡着了，夜间还会醒来三四次，睡眠质量很差。白天也是精神不振，做事提不起兴趣，总是爱忘事儿，还比以前易怒，容易对老伴儿和家里保姆发脾气，家人都敬而远之，李教授更觉孤独。

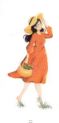
 小课堂

1. 老年期睡眠障碍是怎么回事

前已述及，睡眠障碍是指睡眠的起始和／或维持发生障碍，导致睡眠时间或睡眠质量不能满足个体的生理需要，并且影响日间功能。根据睡眠障碍国际分类（第3版），睡眠障碍包括8个种类：失眠、睡眠相关呼吸障碍、中枢性嗜睡、昼夜节律性睡眠 - 觉醒障碍、异态睡眠、睡眠相关运动障碍、独立症候群和其他睡眠障碍。不同类型的睡眠障碍常常同时存在。在老年人群里，失眠和睡眠相关呼吸障碍最常见。中国老年医学学会睡眠医学分会数据显示，40%～70%的老年人存在睡眠障碍。长期睡眠质量差会导致老年人社会功能下降、认知功能受损、跌倒风险提高以及慢性疾病发病率与病死率增加，对老年人的生活质量具有重要影响。因此，重视老年期睡眠健康，安安稳稳睡好觉，对于促进健康老龄化具有重要意义。

2. 为什么老年人容易睡眠不好

老年人的器官处于衰老状态，大脑皮质功能减退，睡眠中枢会出现退行性改变，脑内松果体分泌的褪黑素减少，而褪黑素是人体内部诱导睡眠的物质，它的减少会导致老年人睡眠时间缩短和睡眠需求减少，容易出现入睡困难、睡眠维持困难、过度嗜睡性障碍等各种睡眠问题。

老年人容易患高血压、糖尿病、心脏病等慢性疾病，躯体疾病的不适症状或躯体疾病带来的心理压力和精神紧张，也会影响老年人的睡眠。老年人由于躯体疾病和体力下降，活动量减少，入睡时没有疲乏、劳累感，因此入睡较为困难。即使睡着了，也会出现睡眠浅、容易醒的情况，导致总体睡眠质量较差。

此外，还有不容忽视的心理因素。老年期的情感心理需求如陪伴、被尊重、被重视等，如果长期得不到满足，也会使得老年人孤独、敏感，进而焦虑、抑郁，从而影响睡眠质量。

3. 老年期睡眠有哪些特点

老年期的睡眠特点表现为总夜间睡眠时间及有效睡眠时间减少；入睡时间延长；睡眠质量下降，浅睡眠比例上升，深睡眠比例下降；昼夜节律时相提前，早睡早醒；睡眠时唤醒阈值降低，夜间觉醒次数增加，觉醒时间延长，出现片段睡眠；白天易困倦、嗜睡等。

4. 如何提高睡眠质量

（1）营造良好的睡眠环境：睡觉时，卧室内的温度、湿度要适当，一般夏天温度控制在 26℃ 左右，冬天控制在 17 ~ 22℃，湿度要保持在 50% ~ 60%。还要保证室内的空气流通，光线柔和幽暗，足够安静，营造一个良好的睡眠环境。

（2）养成良好的睡眠习惯：改变过早就寝、午睡时间过长、睡前饮酒喝茶、睡前大量喝水等不良睡眠习惯。不要随意打乱睡眠清醒节律，即使节假日也要保持正常的睡眠规律。

（3）合理运动：运动时间以白天为宜，光照可以调节人体褪黑素分泌，使其夜间分泌增加，从而提高睡眠质量。运动方式以有氧运动为宜，如散步、快走、慢跑、游泳。避免过度运动，对于中老年人来说，运动后心率＋年龄的数值之和一般不应超过 170，否则就是过度运动了。

（4）科学饮食：下午 3 点以后不饮用咖啡、茶、酒等，并避

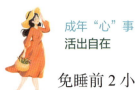

免睡前 2 小时大量饮水。晚餐不宜吃太饱，最好在睡前 3～4 小时结束。晚餐要以清淡、易消化食物为主。

（5）心理调节：克服对睡不好觉的恐惧，不要抱着"一定要快点睡着"或者"今天又睡不着了"的疑虑，这种不得不睡的强制观念反而妨碍身体进入睡眠模式。也不要老想着一定要睡够 8 小时以上。其实只要第二天能精神饱满，就不必担心睡眠是否足够。子女也应给予老年人关注、陪伴和心理安慰，可以缓解老年人的精神压力，使老年人保持心情舒畅，可以改善老年人的睡眠质量。

误区解读

人老了，退休了，睡不睡得好无所谓了

进入老年期，睡眠会发生一些变化，例如睡眠浅、睡觉时间短等，但是这并不意味着老年人睡眠健康不重要。高质量的睡眠是老年人健康的保障，睡眠问题持续时间较长会导致老年人免疫力下降，引发疾病，或者使原有的基础疾病加重。睡眠不佳会导致躯体疾病的发生和影响治疗效果。长期睡眠差，不仅会诱发多种躯体疾病，还会引起抑郁、焦虑等情绪问题，而这些情绪问题已被证实为冠心病、糖尿病、脑卒中等疾病的危险因素。睡眠不佳还会影响老年人的精神状态。夜间得不到有效休息，会导致老年人日间精力不济，容易烦躁、坐立不安，以及注意力不集中、记忆力下降等。因此，老年人和家属一定要重视老年人的睡眠健康。

如何在与慢性疾病同行的路上保障心理健康

　　李师傅退休前是一名长途货车司机，工作繁忙，饮食不规律，有时为了节约时间午饭就咸菜加馒头对付，口味也越来越重，不知不觉血压悄然升高。临近退休时他出现偶尔眩晕和心悸等身体不适，体检时被告知血压偏高，就诊后被诊断为高血压，决心规律治疗，积极调整。他每天按时服药，饮食上少盐少油，遵医嘱进行科学的慢性疾病管理，血压也得到了有效控制。自从听说和他一起退休的老同事因为脑出血意外离世后，李师傅开始担心起自己的身体，生怕会步老同事的后尘，每天焦虑得睡不着，血压也居高不下，找医生调整了好几次药物效果都不太好。

 小课堂

1. 什么是慢性疾病

　　慢性疾病是一组起病时间长、病因复杂、病情迁延不愈的非传染性疾病的总称。我国最为常见的 4 类慢性疾病为：心脑血管疾病、恶性肿瘤、糖尿病、慢性呼吸系统疾病，其中心脑血管疾病包含高血压、脑卒中和冠心病。这些常见慢性疾病对健康影响最大。国家卫生健康委 2021 年底的数据显示，我国约 1.9 亿老年人患有慢性疾病。中国疾病预防控制中心数据也显示，我国 75% 的老年人患一种及以上慢性疾病，43% 有多病（2 种及以上）共存。

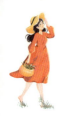
2. 患有慢性疾病的老人容易出现哪些心理问题

心理健康状况与生理健康状况密切相关，生理健康状况越差，心理问题发生率越高。在慢性疾病的诊断、发展以及漫长的治疗过程中，患者可能会产生不同程度的心理问题，最为突出的如焦虑、烦躁、抑郁，甚至有自杀的倾向。除此之外，老年人还可能表现出疑心较重、依赖心强、丧失信心、怨天尤人、自怨自责等心理。长期的慢性疾病，也易引发胸闷、头晕、坐立不安、睡眠不佳等，让老年人进一步产生恐慌与心理负担，如对此不能及时认知并干预，日积月累，情况就容易一步步恶化。因此，对于患慢性疾病的老年人，其自身及家属应该关注心理健康状况。

3. 如何保障慢性疾病患者的心理健康

首先要遵医嘱针对患有的慢性疾病进行管理，按时服药，定期复查，减少或控制慢性疾病本身带来的不适，以及躯体不适带来的焦虑、抑郁等情绪。其次从个人角度进行心态调整，坦然面对衰老、面对疾病，尽可能培养一些兴趣爱好，如书法、乐器、棋牌等；从人际角度增加社交，多与人交流，积极参加社会活动，与朋友、亲戚、家人走动，经常聚一聚；此外，也建议注意饮食营养，以及适量体育锻炼，尤其太极拳、八段锦等活动都是非常适合老年人身心健康的运动。最后，如果老年人或者家属观察到老年人心理问题通过自我调节无法改善，可以带老年人及时到精神科或心理科就诊，进行相应的专业干预。

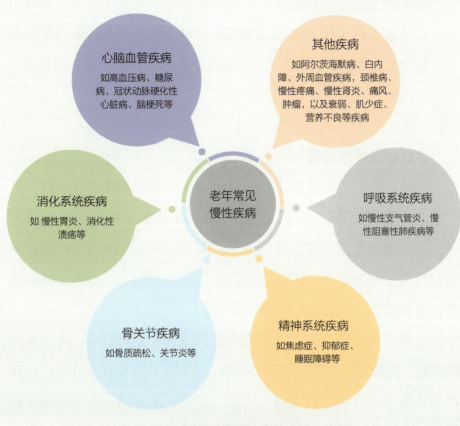

老年常见慢性疾病种类

其他疾病
如阿尔茨海默病、白内障、外周血管疾病、颈椎病、慢性疼痛、慢性肾炎、痛风、肿瘤，以及衰弱、肌少症、营养不良等疾病

心脑血管疾病
如高血压病、糖尿病、冠状动脉硬化性心脏病、脑梗死等

消化系统疾病
如慢性胃炎、消化性溃疡等

老年常见慢性疾病

呼吸系统疾病
如慢性支气管炎、慢性阻塞性肺疾病等

骨关节疾病
如骨质疏松、关节炎等

精神系统疾病
如焦虑症、抑郁症、睡眠障碍等

如何面对子女离巢的失落

　　63 岁的陈阿姨，看着曾经充满欢声笑语的客厅，如今只剩下自己和丈夫，觉得心里空落落的，有时呆呆地望着窗外，偷偷地抹眼泪。她吃饭没有胃口，睡眠也不行。有时睡不着，即使睡着了，睡几个小时就醒，醒后很难再次入睡。白天很困但又睡不着，甚至恍惚中还听到儿子的笑声。陈阿姨现在做什么事

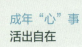
情都没有意思，曾经喜欢的电视剧，看几分钟就没有了兴致，也经常无缘无故对丈夫发脾气。有时会感到头痛、胸闷气短、浑身乏力等，去综合医院做了检查，医生反馈无器质性问题。

 小课堂

1. 什么是空巢综合征

空巢是指随着子女工作、学习、结婚等原因相继离开家庭，最后家中只剩下独居的老年人。空巢综合征并非某种疾病或症状名称，是指老年人生活在空巢环境下，由于人际关系疏远而产生被分离、舍弃的感觉。常因此出现孤独、空虚、寂寞、伤感、精神萎靡、情绪低落等一系列心理失调状态。

空巢综合征老年人主要表现为精神空虚、无所事事，可出现情绪不稳、烦躁不安、消沉抑郁；孤独、悲观、社会交往少；对自己存在的价值表示怀疑，有无趣、无欲、无望、无助感，甚至出现自杀的想法和行为；另外可能有失眠、早醒、睡眠质量差、头痛、食欲减退、心慌气短等一系列的躯体症状。当老年人出现身体不适、情绪低落、心情不佳时，子女要及时帮助老年人调节情绪，积极寻求帮助，切忌讳疾忌医，必要时可接受专业的心理干预及心理治疗。

2. 所有的空巢老人，都会出现空巢综合征吗

不是所有的空巢老人都会出现空巢综合征。出现该症状主要与以下因素有关：①对离退休后的生活变化不适应，从工作岗位上退下来后感到冷清、寂寞；②对子女情感依赖性强，需要儿女做依靠的时候，儿女却不在身边，缺乏精神慰藉，就会感到冷清和孤独；③老年人躯体疾病多，自身疾病的痛苦限制老年人活动空间，影响

了社交状态；④与经济状况有关，一般自我感觉经济状况差的老年人，与子女疏远后幸福感降低会更明显。

 知识扩展

如何预防空巢综合征

首先，老年人要把注意力从亲子关系转移到夫妻关系上，尝试把时间和精力放在配偶和自己的身上，多沟通多交流，互相支持和帮助。在心理上要理解子女，减轻对子女的依恋，让子女安心工作和生活。其次，老年人可以培养兴趣爱好，多参加户外活动或与同龄人交往，与同辈的同事同学联系，走出相对封闭的生活空间，量力而行地拓展兴趣爱好，保持积极健康的心态，让自己的生活丰富多彩。在条件允许的情况下，多参加社会活动，利用自己的专业知识和技能，做一些志愿活动。最后，子女要常与父母联系，要理解、尊重父母，有时间尽量多回家陪陪父母，并尽量遵守下一次回家时间的约定，让老年人对子女回家有所期待。也要帮助父母适应社会变化，帮助他们保持积极的生活态度，学习了解新生事物，支持鼓励父母多培养兴趣爱好，多外出社交等。

如何面对同龄人的离世

老王今年78岁，这些年他身边的亲人、朋友相继离世，先是哥哥，后是妻子，也会陆续听到邻居、同事、朋友等离世

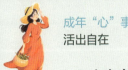

的消息。老王感到很难过、孤独，也会感到害怕。很长一段时间里，他食欲减退，不想吃东西；睡眠也不好，经常半夜就醒来；他也不愿出门，经常一个人在家里发呆，拿着妻子的物品流泪；他时不时就想到妻子，感到很难过，有时候也会自责没照顾好她；看到身边同龄人纷纷离世，他也会感到害怕和担忧，不知道什么时候就轮到自己了，因此感到忧郁。

 小课堂

1. 居丧／哀伤是什么

居丧／哀伤是丧失亲人后正常而复杂的体验，会出现情绪、认知、行为、生理等一系列不良反应。通常，人们可依靠自身资源慢慢恢复，不适的反应也会逐渐减轻和消失。然而，如果这些不良反应持续时间过久（如超过 6 个月）仍无法缓解，且严重影响正常的生活时，则可能是病理性哀伤。

病理性哀伤主要表现为在关系亲近的人去世 6 个月后，个体对逝者的想念持续弥漫到生活的各个方面，仍不能接受逝者已逝的事实，对外界事物和活动没有兴趣，情感冷漠等，这些反应严重损害个体的生理、心理健康，影响正常的生活、社交、工作、学习等社会功能，且还可能长期伴有内疚、愤怒、过度悲痛等情绪。病理性哀伤的症状与抑郁、焦虑等症状有重叠，共病率也比较高，需通过专业的心理治疗来缓解。

2. 丧失亲人后会经历哪些阶段

人在丧失亲人后大致会经历三个阶段：震惊与逃避期、面对与瓦解期、接纳与重建期。

在亲人离世的短期内，首先会经历震惊与逃避期，可能会感到震惊、情绪崩溃，什么都做不了；也可能没有太多情感反应，按部就班地处理日常生活和丧事，看起来比较麻木。在这一阶段的特点是内心不相信、不接受，并否认亲人离开的事实。

接下来，会进入面对与瓦解期。在这个阶段，会逐渐面对亲人离世的事实，生活可能变得与以往大不相同，混乱不堪，经常出现悲伤、愤怒、内疚等负面情绪，睡眠、饮食、社交等日常社会功能等均受到影响。这一时期会不断努力接受亲人离去的事实，适应亲人不在身边的生活，逐步将注意力从时刻想念逝者转移到其他事情上。这一阶段的状态是反复变化的，时而深陷在痛苦、绝望、无助等情绪和思念中，时而略有好转。

最后，是接纳与重建期。随着自我调整，逐步接纳和适应亲人离世的事实，并重启新的生活。在这个阶段，生活逐渐恢复常态，情绪愈发稳定，学会用积极方式怀念逝者，带着对逝者的想念重新找寻生活的意义。

 知识扩展

如何面对和处理哀伤

（1）理解亲人离世后，不良的心理状态是居丧的正常反应，是对丧失的表达，要接纳这样脆弱的自己，允许自己有不同于往日的不良状态出现。

（2）给自己足够的时间复原，不用强求自己快速好起来，了解自己的状态可能反复，时而觉得恢复了，时而又感到难过和无尽

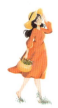
的想念，这是很正常的，耐心等待自己不断康复。

（3）寻求社会支持，不要把自己封闭起来，多和身边信任的人互动，聊聊内在感受，一起做点事情，重新找到生活的意义和快乐。此外，也可以在和他人的沟通中，获得积极的应对经验和启示。

（4）正确看待死亡，面对身边人逐渐离去，人们不得不去面对死亡的话题。正确看待死亡有助于减轻恐惧感，积极过好当下每一天，更珍惜身边的人，更豁达地面对人生不如意。

（5）尽管亲人已不在身边，但仍可与他们保持情感联结，比如翻看相册，回忆过去时光；写日记，表达自己想和逝者说的话；将从逝者那里学到的东西传承下去等。

（6）如果不良状态持续时间过长，比如超过半年甚至到1年，且严重影响日常生活，要积极寻求专业的帮助。

 误区解读

有些人在亲人离世后，并没有表现出明显痛苦，一切如常，说明这个人一定很冷血，没有感情

亲人离世后短期内，人们可能会有不同的反应，有的人每天以泪洗面，什么都不能做；有的人会比较麻木，看似正常生活没有受到影响。然而，这种麻木状态并非冷血，他们之所以麻木，可能在于他们不敢或者不愿体验那种难以忍受的痛苦，就会启动自我保护机制，暂时压抑痛苦感受，这并非因为他们冷漠无情。他们看起来该做什么做什么，把生活安排得满当当的，可能在于他们想通过不停地做事情来转移思念亲人的注意力，暂时缓解和逃避那种难过的情绪。

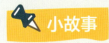 **小故事**　　每年 4 月 4 日至 6 日中的一天——清明节

在我国，清明节是祭祀、祭祖和扫墓的节日，为人们提供了一个公开表达哀伤的机会。扫墓祭祖是清明的重要内容之一，在这一天人们通过各种方式来祭奠亲人、表达内心的思念。清明节既是自然节气，也是传统节日。清明节处在生气旺盛的时节，春天的节日，标志着万物复苏，是亲近自然、激发生命活力的时节。这意味着人们在哀伤过后要重新振作，带着对逝者的思念，迎接并拥抱新的生活。

记忆力减退就是老年期痴呆吗

李阿姨最近总是抱怨自己记忆力越来越差。她做饭时忘记关火，出门买菜常常忘带钱包，甚至有时连自己孙子的名字都记不起来。这让她的家人非常担心，纷纷劝她去医院检查，怕她得了老年期痴呆。李阿姨自己也开始惶恐，担心自己真的是老年期痴呆。但经过医生详细的检查，发现她只是因为最近生活压力大，导致睡眠不足，才出现了这些记忆力减退的症状。

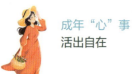
 小课堂

1. 什么是记忆力减退

记忆力减退是指个体在记忆方面的功能较以往有所减退，具体表现为容易忘事、记忆模糊、学习新事物困难等。记忆力减退的原因多种多样，包括压力过大、睡眠不足、情绪低落、药物副作用、身体疾病等。虽然老年期痴呆也会导致记忆力减退，但并不是所有的记忆力减退都意味着患有老年期痴呆。很多情况下，记忆力减退是暂时的，通过调整生活方式和进行适当的治疗可以得到改善。

2. 老年期痴呆的表现有哪些

老年期痴呆，医学上常见的是阿尔茨海默病，是一种进行性神经退行性疾病，主要表现为认知功能障碍。具体表现包括记忆力严重减退、语言能力受损、判断力下降、情绪不稳定、行为异常等。老年期痴呆早期症状常常被忽视，例如忘记熟悉的名字或日期、重复相同的问题、失去对时间和地点的概念等。随着疾病的进展，患者可能会出现更严重的症状，如无法独立完成日常生活活动、认不出家人、对周围环境产生迷惑等。

 知识扩展

1. 如何区分记忆力减退和老年期痴呆

区分记忆力减退和老年期痴呆可以通过观察症状的持续时间和严重程度来判断。记忆力减退通常是暂时的，可能与压力、焦虑、抑郁、睡眠不足等因素有关，通过适当的调节和治疗可以恢复。而老年期痴呆患者记忆力减退是进行性的，症状会逐渐加重，且伴随着其他认知功能的退化。此外，老年期痴呆患者往往对时间和地点的概念混乱，日常生活能力显著下降，而普通的记忆力减退一般不会影响日常生活的自理能力。如果对自己的记忆力问题感到担忧，建议及时就医，进行专业的评估和诊断。

2. 记忆力减退的预防和改善方法

对于大多数人来说，记忆力减退是可以预防和改善的。首先，保持健康的生活方式非常重要，包括均衡的饮食、适量的运动、充足的睡眠和良好的情绪管理。其次，积极进行脑力锻炼，如阅读、写作、学习新知识、解谜等，有助于保持大脑的活力。此外，社交活动也非常重要，通过与他人互动，可以刺激大脑，增强记忆力。最后，定期体检，关注身体健康，及时治疗可能影响记忆力的疾病，如高血压、糖尿病、抑郁症等。

 误区解读

老年期痴呆只是记忆力减退，不会影响其他功能

老年期痴呆不仅是记忆力减退，它还会对患者的语言能力、判断力、情绪控制和行为能力造成全面影响。例如，患者可能无法理解简单的指令，忘记常用词汇，甚至无法完成日常任务（如穿衣、做饭）。此外，老年期痴呆还可能导致情绪波动、焦虑、抑郁和幻觉等症状。随着病情进展，患者可能完全依赖他人照顾。因此，老年期痴呆是一种复杂的疾病，需要全面的护理和支持，而不仅仅是关注记忆力问题。

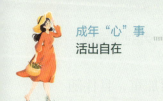
老年期痴呆可以预防吗

　　李阿姨55岁了，偶尔有点丢三落四，下楼时忘记带垃圾出门、出了菜场才记起女儿交代要买虾……虽然只是偶尔出现，事后自己也能记起来、及时纠正，但是她还是有些不安，因为她在网上看到言论，"每3秒钟，全球就有一名痴呆患者产生"，她担心自己也会痴呆，担心脑海中的橡皮擦把自己的记忆抹去。她想寻求方法预防一下，可有朋友告诉她："痴呆就是老糊涂了，年龄大了都会这样，别徒劳了！"李阿姨觉得不能这么悲观，想努力一下。

 小课堂

1. 痴呆的风险因素有哪些

　　痴呆是一种多因素共同参与的临床综合征，发病率较高，阿尔茨海默病是最常见的痴呆类型。现有的治疗手段无法满足临床治疗需求。作为一种慢性疾病，痴呆的预防远比治疗更有意义，有效控制危险因素、合理利用保护因素，可以显著降低痴呆的发病率和患病率，更能减轻疾病负担。

　　年龄、性别、基因及家族史属于不可调控危险因素；高血压、糖尿病、肥胖、头部外伤、心房颤动（简称"房颤"）、睡眠障碍等疾病或状态属于可调控危险因素；而教育、体育锻炼、健康饮食模式、维生素C摄入及认知刺激活动与社会活动则属于可调控保护因素。

2. 如何针对风险因素进行预防

首先是要控制可调控危险因素，包括健康教育、体育锻炼、健康饮食、认知活动及社会活动等。同时控制和纠正躯体疾病，如高血压、糖尿病、房颤、肥胖、吸烟、脑血管疾病、头部外伤、听力损伤、衰弱、睡眠障碍、抑郁、精神紧张、直立性低血压等。

其次，即使是出现了痴呆症状，早检查、早预防、早治疗也可大幅延缓病程，减缓患者丧失记忆和生活能力的速度。对于痴呆中晚期人群，应注重家庭照料，改善居住环境和饮食、加强陪伴和护理等，延缓病情进展。

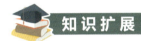

知识扩展

1. 如何识别早期痴呆

痴呆早期，可能出现一些被家属发现的症状，例如记忆力减退、空间时间定位能力下降、性情变化等。如果家中老年人经常出现以下几句口头禅，就需要引起我们的重视了。

"我忘记了！"这可能是记忆力减退的表现。

"这个东西我不会用了。"这可能是生活能力下降的体现。

"我为什么在这里？"这可能是空间时间定位能力出现问题。

"我的东西去哪儿了，是不是被谁拿走了？"无法追溯丢失的物品时，可能会猜疑别人。

2. 哪些情况会使痴呆症状明显加重

老年人认知功能一般不会突然下降，部分老年人会出现显著的功能下降，可能和以下原因有关：心脑血管意外，如脑梗死、心肌

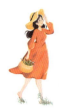
梗死、脑出血等；严重的感染，包括但不限于肺部感染；骨折手术，如股骨颈骨折手术；社交隔离，包括被动和主动隔离；严重营养不良，如明显消瘦等；从熟悉的环境到陌生的环境或者更换陌生的照料者。

 误区解读

痴呆就是老糊涂了

年龄是痴呆发病的主要风险因素，研究表明，在 60 岁以上的老年人群中，年龄每增长 5 岁，阿尔茨海默病患病率就会增加一倍。为此，很多人认为痴呆是年老的必然产物，疾病早期觉得是正常老化，不予重视；疾病晚期又认为不用治、也治不好，任疾病进展，错失早期干预和治疗的时机。但实际上，随着年龄增长，虽然理论上每个人都有患老年期痴呆的风险，但不是每个老年人都会痴呆。建议老年人定期检查认知功能、均衡饮食、规律运动以及避免不良生活习惯，及时发现并处理潜在风险，有助于降低痴呆的发生概率。

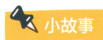 **小故事** 9 月 21 日——世界阿尔茨海默病日

世界阿尔茨海默病日（World Alzheimer's Day），又称世界老年痴呆日，是每年的 9 月 21 日，由国际老年痴呆协会在 1994 年英国爱丁堡第十次会议上设立，旨在提高全球对阿尔茨海默病的认知和重视。每年在全世界的许多国家和地区都要举办这个宣传日活

动，来推动全社会对老年期痴呆预防的重视，同时减少对患者和家庭的歧视，推动相关研究和治疗的发展。2024 年的主题是即刻行动：点亮记忆之光（Time to Act on Dementia）。

提升老年生活满意度与幸福感的秘诀

张奶奶今年 75 岁，是一名退休教师。尽管年迈，但她精神矍铄，每天在公园慢跑，与老友打太极拳。乐观开朗的她，成了社区中的知心阿姨，不少老年人遇到烦恼总爱与张奶奶聊聊，每一个接触她的人都感到温暖和幸福。在家里，她也是家人们最坚实的港湾，当子女遇到难处时，她总是会积极关心，了解他们的生活，倾听他们的烦恼与喜悦。她的孙子孙女们更是她的心头肉，每次团聚，她都会耐心倾听他们的学校生活，分享她的智慧和经验，一家人其乐融融。

 小课堂

1. 主观幸福感是什么

主观幸福感是个体对自身生活状态的个体性主观评价与感受，是个体在情感与认知方面对自身生活现状与预想生活模式相吻合度所作出的肯定性与概括性评价。这里面包含 2 个特点：一是幸福感是个体对现实生活的主观体验，是以个体自己的标准来评估的，而非别人的标准，在判断的过程中个体会根据自己的情感体验以及价值观进行评价，这意味着幸福感会因为每个人的经历而有不同的内

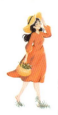
涵，既有个体对客观生活情况的评价，又包括了个体生活体验中的情感体验；二是幸福感是一种长期的体验，它相对比较稳定，并非短期的情感反应，这就意味着有些人可能短期内遭受困难，觉得自己不幸，但是从长期来看，他／她会觉得自己是幸福的。尽管对于幸福感有各种不同的定义，但其共性的要素包括：快乐与意义、享受与发展、主观与客观统一。幸福感包含了更多的积极情感体验、有意义感、对生活有充分的感知与体验、有能力自我成长与自我实现、知行合一等。

2. 影响老年人主观幸福感的因素

有很多因素会影响到老年人的幸福感，大致可以分为主观因素和客观因素。在主观因素上，人格特质与心理弹性是非常重要的两个影响因素。人格是一个人独特的、相对稳定的思维、情感和行为模式。每个人从小到大所经历的事情、接受的教育让我们对自己、对他人、对世界有一个认识和许多的感受，基于这些认识和感受我们会产生一套与之相处的行为模式。例如，一个自卑、从小需求不被满足、一直被贬低的人，可能会因为匮乏感、自卑等而产生一些不良的互动方式，因此可能造成其在人际上的冲突与问题，从而造成其幸福感的下降。心理弹性是指每个人所能动用的心理力量，以帮助其走出逆境。大量的研究显示，心理弹性更高的老年人会有更高的主观幸福感，他们在面对困境的时候有更强的适应能力。

在客观因素上，经济条件是影响老年人主观幸福感的最直接因素。从现实生活来看，较高的经济收入可以保障老年人丰富的物质生活。同样重要的是，和经济条件有关的家庭居住条件，以及老年人在家庭中的地位，也会影响老年人的自尊心和自信心。此外健康状况与老年人的生活满意度是息息相关的。健康状况越好的老年人其主观幸福感体验就越高。另外，家庭生活同样非常重要，影响老年人主观幸福感的家庭生活因素主要有与子女的关系、婚姻质量、休闲安排、医疗条件及居住安排等。当然随着近年来电子产品、新媒体的广泛流行，老年人的数字能力素养（使用手机等电子产品的能力）成为影响其幸福感的重要因素，数字能力更强的老年人往往能够更好地适应数字化的生活，进而能够更好地享受与发展，从而提高其主观幸福感。

 知识扩展

如何提升老年人的主观幸福感

（1）健康维护：鼓励老年人进行适量的运动，如散步、打太极拳等，以保持身体健康。同时，注意饮食均衡，定期进行健康检查，以确保身体状态良好。

（2）社交互动：积极参与社区活动，参加兴趣小组，与家人、朋友保持紧密联系，增加社交活动。这有助于减轻孤独感，提升幸福感。

（3）终身学习：鼓励老年人学习新知识、新技能，如学习使用智能设备等，这有助于提升他们的自我效能感。

（4）积极心态：保持积极乐观的心态，对生活中的挑战持有积极态度。可以通过阅读、听音乐、旅游等方式来调节情绪。

（5）家庭支持：家人的关心和支持是老年人幸福感的重要来源。子女可以多陪伴、倾听、关心老年人的需求和感受。

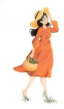

（6）经济保障：确保有稳定的经济来源和充足的退休金，以减轻老年人的经济压力。通过上述方式，可以有效提升老年人的主观幸福感，在晚年享受到更高质量的生活。

✗ 误区解读

失能失智意味着不幸福

失能失智并不必然等同于不幸福。幸福是一种主观体验，它源于内心的满足感和生活的意义感。对于失能失智者而言，虽然身体或认知功能受损，但他们依然能够感受到爱与关怀，体验到生活的美好。家人的陪伴、社会的支持、专业的照护，都能为他们带来温暖和安全感。此外，失能失智者往往更加珍惜当下的每一刻，能够从简单的日常活动中获得快乐，比如聆听音乐、感受阳光、与亲人交流等。他们的幸福可能不再依赖于外在的成就，而是源于内心的平静与满足。因此，失能失智并不意味着幸福的终结，而是开启了另一种体验幸福的方式。

答案：1. B；2. C；3. ×

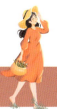

健康知识小擂台

单选题：

1. 下列容易诱发老年人离退休综合征的因素中不正确的是（　）

    A. 个人爱好　　　　　　B. 居住环境

    C. 人际关系　　　　　　D. 职业性质

2. 非传染性慢性疾病通常指的是（　）。

    A. 急性疾病

    B. 突发性疾病

    C. 起病时间长、病因复杂、病情迁延不愈的疾病

    D. 由细菌或病毒感染引起的疾病

- - - - - - - - - -

判断题：

3. 对于失能失智的老人，我们要替他 /
她包办掉所有的事情，来照顾他 / 她，
这样对他 / 她最好。（　）

掌握方法，夕阳也
可无限好自测题
（答案见上页）

这是
病了吗

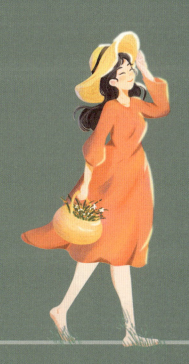

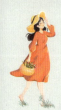

精神疾病并非洪水猛兽，早期识别与干预至关重要。学会早期识别精神疾病，不仅是医者的职责，更是我们每个人的责任。什么是抑郁症？普通的焦虑和焦虑症有何不同？社交焦虑是怎样的体验？过山车般的极端情绪和想停却停不下来的痛苦有谁能懂？痛在身体却被建议到精神科看病是怎么回事？本章围绕抑郁症、焦虑症、强迫症、躯体形式障碍、双相情感障碍等常见精神健康问题，剖析早期症状与识别方法，旨在引导读者深入了解这些精神疾病，提高识别能力，为早期干预和治疗奠定基础。

心灵的阴霾，抑郁的真实模样

小李的世界，仿佛被一片无形的阴霾笼罩，它灰暗又沉重。这片阴霾，是抑郁的化身，它无声无息地侵蚀着小李的快乐和活力。每当小李试图与人交流，都仿佛隔着一层厚厚的云层，让他感到言语的无力。他的笑容变得勉强，他的眼神变得空洞，他曾经热爱的社交和运动，现在看来不过是遥远的回忆。这片阴霾让他对生活失去了兴趣，让他感到自己与这个世界格格不入，仿佛被世界遗弃。小李的内心充满了疲惫和无力，他感到身体被抽空，连呼吸都变得沉重。工作对他而言，不再是实现梦想的舞台，而是无尽的重担。他开始对未来丧失信心，对过去满腹悔恨。失眠和食欲减退成了他的日常，而那片阴霾，始终如影随形，将他拉向绝望的深渊。

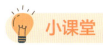

小课堂

1. 什么是抑郁症

抑郁症是一种常见的精神疾病，其主要表现为情绪低落、兴趣丧失、疲乏无力、注意力不集中等症状。这些症状会严重影响患者的日常生活和工作，甚至可能导致自杀等严重后果。研究显示：2019年全球抑郁障碍患者约有 2.7 亿。2012年中国精神卫生流行病学调查显示，我国成人抑郁障碍终身患病率为 6.8%，按照 2023 年全国人口普查数据估算，我国抑郁障碍患者大约有 9 500 万。

2. 抑郁症都有哪些表现

通俗来讲，三低、三无、三自、一失是抑郁症的典型表现。所谓的三低，第一低是指情绪低落，表现为对生活表现得背离事实的悲观，对任何事物都提不起兴趣；第二低是指意志减退，做什么事情都觉得没有兴趣或动力，缺乏精力，严重者连基本生活都无法自理，整个人处于僵化的状态。第三低是指思维迟缓，表现为记忆力减退，严重者逻辑思维比较混乱，表达问题都比较吃力。

三无，是指无助、无望、无用。无助：当一个人处在抑郁的状态，感觉自己好像掉进一个巨大的深渊，无论怎么努力都走不出来，也没人可以帮助自己。无望：在抑郁状态下，深感自身境遇之糟糕，感到悲观、失去希望，甚至绝望。无用：患者会持续地自我攻击，贬低自身价值，从而丧失自尊与自信，认为自己一无是处。这种观念与客观现实严重不符，尽管在外人看来这种想法颇为荒谬，但抑郁症患者却深陷于这种思维困境之中，无法自拔。

所谓的三自是指自责、自罪、自杀。自责是指个体倾向于将生活中遇到的各种问题归咎于自身，因此时常承受内心的责备，认为自己给家人和朋友带来了负担而产生内疚感。自罪则体现为将自己视为罪人，对不起他人，同时有病耻感。自杀则表现为频繁产生消极想法，甚至采取自残或自杀行为，认为生活毫无意义，加之身体上的各种不适或痛苦感加剧了这一想法或行为。

一失，是指失眠或者嗜睡。失眠是大多数患者的特征，正是因为失眠，所以造成整个人昏昏沉沉，无法正常生活学习，给患者造成了极大的痛苦。

知识扩展

1. 如何区分情绪不好与抑郁症

情绪不好和抑郁症主要的差别在于：①是否有具体的诱因；②持续的时间；③症状的严重程度；④对社会功能的影响。每个人经历过的情绪不好的时刻，一般是有明确原因的，持续时间较短，情绪低落症状较轻，不会对社会功能产生明显影响，可通过自我调节恢复正常。抑郁症则是一种疾病状态，以显著而持久的心境低落为主，可以从闷闷不乐到悲痛欲绝，甚至发生木僵。严重者可出现幻觉、妄想等精神病性症状。部分患者存在自伤、自杀行为，甚至因此死亡。抑郁症会显著影响患者的各项功能并使其感觉痛苦。

2. 我可能有一些抑郁情绪和症状，该怎么做

首先，要认识到有抑郁情绪或者有一些抑郁症状并不代表有抑郁症，不必担心或恐慌。多数人在一生中某个时刻都会或多或少有一些抑郁情绪，特别是面临重大人生改变或者挫折的时候。很多情

况下，这种抑郁情绪都会随着时间而渐渐消散。其次，我们可以主动调节，采取措施减少压力、调节情绪，或向信任的人求助。最后，当自我调节无效时，及时寻求专业的帮助，比如拨打心理热线，去当地精神卫生中心或医院就诊咨询。

1 个月去了 3 次急诊，医生竟让我去精神科

张先生最近 1 个月频繁地出入急诊室，每次都因为突然出现了强烈恐惧感和濒死感。这些发作常常毫无预兆，地点不固定，他突然会感到心率加快、呼吸急促、出汗不止，甚至有时会觉得自己即将失去控制或濒临死亡。张先生表示，他以前从未有过类似的经历，这种突如其来的恐惧让他无法正常工作和生活。他曾多次向医生询问自己到底得了什么病，但经过多次检查，医生并未发现任何明显的身体异常。最终，医生建议张先生去精神科就诊，以排除是否有惊恐发作或惊恐障碍的可能。

 小课堂 ●●●●●●●●●●●●●●●●●

1. 什么是惊恐发作

惊恐发作（panic attack）是焦虑障碍的一种，表现为突然发生的强烈的害怕或者强烈的不适感，并在几分钟内达到高峰，又称急性焦虑发作。当个体遭遇（或仅想象）可能引发恐惧感的情境时，或在毫无预警的情境下，个体可能突发强烈的生理反应，表现为心

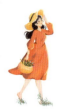

慌不适、呼吸困难、紧张，时常伴随强烈的濒死感，极度恐惧。约80%的患者因此被紧急送往急诊室，经过详细检查排除躯体疾病后，最终仅有不到20%的患者被转诊至精神科进行进一步治疗。这一现象表明，惊恐发作具有高患病率和高就诊率，但识别率却相对较低。

2. 惊恐发作的症状表现是怎样的

惊恐发作时表现多样，常见的症状包括：①心悸、心慌或心率加快；②出汗；③震颤或发抖；④气短或窒息感；⑤哽噎感；⑥胸痛或者胸部不适；⑦恶心或者腹部不适；⑧感到头昏、脚步不稳、头重脚轻或晕厥；⑨发冷或发热感；⑩感觉异常（麻木或针刺感）；⑪现实解体（感觉世界不真实）或人格解体（感觉身体变得不真实，自己不像"自己"了，或者有一种灵魂出窍的感觉等）；⑫害怕失去控制或发疯；⑬濒死感等。个体发作期间可能不会有上面所有表现，但一般会同时出现其中的多种症状。

 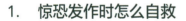 知识扩展

1. 惊恐发作时怎么自救

惊恐发作平均持续时间约10分钟，短时间就会到达峰值，然后逐渐消退。对于身处惊恐发作的人来说他们很难相信这么快就会过去，但事实的确如此。许多人发现给自己找一个暗示语是有用的。一些常见的暗示是"它会结束的""我是安全的"或"我会好的"。如果当你感到自己要惊恐发作时，恰巧和朋友在一起，可以让他们用这些话来安慰你。当这些话来自他人时，它会更有效。

惊恐发作时还可以通过深呼吸、听音乐、放松身体、转移注意力等方法进行自救。①深呼吸：患者可以通过深呼吸的方法进行缓解，吸气时收缩腹部，呼气时放松腹部，缓解肌肉的紧张，消除惊恐带来的身体不适。②听音乐：惊恐发作时，患者可以选择听舒缓的音乐，使情绪平静下来，同时对中枢神经系统的功能有调节作用，减少惊恐的发作次数，不要听嘈杂的音乐，避免症状的加重。③放松身体：尝试放松身体肌肉，可以通过深呼吸、渐进性肌肉放松、做瑜伽等方式放松身体。④转移注意力：试图转移注意力，可以将注意力集中于音乐、运动或其他感兴趣的活动上，以便缓解情绪。除以上处理方法，还可以考虑穴位按摩等方法，如果患者的症状比较严重，需要及时到医院进行就诊，在医生的指导下进行针对性治疗，生活中要保持良好的情绪，避免病情加重。

2. **以下的黄金法则可以非常有效地应对惊恐发作**

记住，你的情绪感受并非真实的情况，是对真实情况的夸大反应。这只是不愉快的时刻，它既无害也不危险，不会发生什么坏事。不要在发作的时候添油加醋地想象更多令人恐惧的负面观念，你可以想象一些奇妙的东西，比如一只鸟、一朵花或日落，或者想一想你所取得的进步，不去管其他的事情。记住，当你停止思考那些令人不安或者担忧的事情时，恐惧就会消失。你还可以闭上眼睛感受自己身体里发生了什么，然后面对你的恐惧，不要回避它，也不要反抗，接纳它，只是等待，让恐惧过去，借此机会提高自己应对焦虑和恐慌的能力。当你感觉好一点的时候，准备好后开始慢慢移动，不要用力或逃跑，慢慢来，看看周围，并对你所拥有的心存感激。

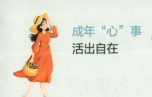

普通的焦虑和焦虑症有何不同

　　35岁的李女士，一贯对工作要求较高。由于持续的高强度工作压力，出于对身体健康的担心，一年前李女士更换了一份工作，工作压力显著减轻，但并未让李女士觉得轻松。她依然担心自己工作表现不够好，会被解雇；在没有任何身体不适表现的情况下，她还总是担心自己和家人的身体健康。近半年来李女士几乎每日都有入睡困难，白天感到疲劳，工作时也总是走神。在日常生活中李女士也经常感到紧张，哪怕休息时也放松不下来，脑子总是不停地想事情，容易烦躁，多次因为小事和身边人发生矛盾。更让李女士担心和不安的是身体出现明显的持续性心慌、胸闷以及胃肠道不适，虽反复就诊，但改善不明显，这给李女士的日常工作生活质量和人际关系造成了显著的负面影响。直到转诊至心理科后，被诊断为广泛性焦虑症并经过规范治疗，李女士的症状才得到缓解。

 小课堂

1. 什么是广泛性焦虑症

　　广泛性焦虑症是一种常见的心理健康问题，表现为对多种日常事务的过度和持续性担忧。广泛性焦虑症的主要特征是至少6个月内，几乎每天都存在过度焦虑和担忧，这种担忧难以控制，并且与实际情况不成比例。在进行广泛性焦虑症的临床诊断时，要排除药物使用或精神活性物质的过度使用导致的症状，也要排除其他可能引起类似症状的心理或生理疾病，例如抑郁症、甲状腺功能亢进、低血糖等。

2. 广泛性焦虑症患者有哪些表现

广泛性焦虑症患者的症状不限于情绪方面的困扰，还包括多种身体症状感受、思维和想法的苦恼，以及行为上的改变。常见症状包括以下几种。

（1）过度担忧：对日常生活中的各种事情，如工作、健康、财务和人际关系等感到过度担忧。

（2）难以控制的担忧：即使意识到自己的担忧是过度的，但依然难以控制这种担心／担忧。

（3）躯体症状：包括肌肉紧张、身体疲劳、头痛、胃肠不适、易出汗、尿频尿急、胸闷气短、心慌心悸等。

（4）情绪症状：如易怒、紧张、烦躁、着急、不安。

（5）睡眠问题：难以入睡、睡眠质量差或睡着后频繁醒来。

（6）注意力不集中：难以集中注意力或感到思虑过多甚至思维混乱。

（7）行为改变：回避引发焦虑的人、事、物，或者反复求助，甚至过度饮酒和依赖服药。

案例中的李女士就有这样难以控制的过度担忧，伴随一系列认知、情绪、躯体、行为方面的问题，且持续时间超过半年。

3. 影响广泛性焦虑症发生的因素有哪些

广泛性焦虑症的发生和维持受到多种因素的影响和相互作用，不同个体之间可能存在差异。相关因素包括生物因素，如遗传、神

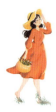

经生物学因素，以及大脑结构和功能的异常等；心理因素，如个体的性格特点，过度的自我责任感、完美主义倾向、对控制的需求过高，负面的思维风格和认知模式（如过度担心、对问题的过度关注和过度防御反应）等，都可能增加广泛性焦虑症的发生风险；社会因素，如环境压力、生活事件（如家庭、工作、人际关系等）会对个体的情绪和心理状态产生影响，也可能是广泛性焦虑症的促发和维持因素。

 知识扩展

1. 如何治疗广泛性焦虑症

广泛性焦虑症通常需要综合性的治疗方法，包括药物治疗、非药物治疗以及自我管理和生活方式调整。

（1）药物治疗：一些调控大脑神经递质水平的药物，如氟西汀、舍曲林、草酸艾司西酞普兰等，可用于治疗广泛性焦虑症。除此之外，苯二氮䓬类药物可以迅速缓解焦虑症状，常用于短期治疗或急性焦虑发作治疗。

（2）心理治疗：认知行为疗法和正念疗法是目前最常用的两种心理治疗方法。前者可以帮助患者识别和改变负面思维模式和行为反应，通过系统性的技术来管理焦虑。后者可以帮助患者专注于当下，减少对未来可能事件的过度担忧。

（3）自我管理和生活方式调整：包括规律运动特别是中等强度的有氧运动（如：快走、慢跑、骑车、游泳等）；学习和练习放松技巧；积极寻求社会支持，拓宽兴趣、转移不良情绪也是较为有效的压力管理方式；保持良好的生活习惯如饮食以及睡眠卫生习惯等。

通过早期干预和持续治疗，大多数广泛性焦虑症患者可以显著改善症状，提高生活质量。由于该病具有慢性和波动性的特点，并且有复发的可能，因此倡导全病程规范治疗。

2. 如何区分正常焦虑情绪和广泛性焦虑症

两者在基本特征、诱发因素、持续时间、自主调控性、生理反应、思维及行为反应等多个方面都存在区别。

如何区分正常焦虑情绪和广泛性焦虑症

项目	正常焦虑情绪	广泛性焦虑症
基本特征	是个体面对压力时通常会出现的正常情绪反应和认知状态	对日常琐事感到持续且无法控制的担心或忧虑,影响日常功能或感到痛苦
诱发因素	通常在特定的压力或现实威胁下发生	诱因较难明确
持续时间	一般特定压力或现实威胁解除后焦虑情绪也会随之消失	在没有特定压力/现实威胁存在,或较低水平的压力刺激时,持续存在焦虑情绪,对压力更敏感,压力反应持续时间更长
自主调控性	个体对正常的焦虑情绪可进行自主有效的调节和缓解,日常功能不会显著受损,也不会感受到显著的痛苦	对焦虑症状很难控制,无法自主调整或缓解,导致日常功能受损或感受到明显的痛苦
生理反应	可出现一过性或短暂的身体症状,包括:消化功能紊乱、头痛、心脏不适、呼吸急促、食欲增加或食欲减退、睡眠觉醒节律紊乱。特定的压力或现实威胁消除后相关症状也会随之消失	在当前没有特定高水平压力或现实威胁的情况下,持续地出现全身多个系统对应的躯体不适,这些躯体不适的严重程度可能伴随患者压力感的大小而波动

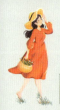

续表

项目	正常焦虑情绪	广泛性焦虑症
思维及行为反应	不会因为当前的焦虑而对未来的预期结果有灾难化思维；主动寻求并获取应对方法，可主动积极执行应对方案	由于焦虑，对未来的预期结果具有灾难化思维从而进一步加重焦虑情绪；不断寻求外部的确定性回应，容易采取回避、拖延等消极的应对措施

10 年不敢出门是一种什么体验

　　33 岁的刘先生目前是一家海外科技公司的软件工程师，平日主要通过线上居家办公。他从小性格内向，不喜欢人多的场合。他发现自己在社交场合中有明显的焦虑情绪，起初是害怕在众人面前发言，慢慢发展为害怕与同事交流。一旦出现需要和其他人面对面交流的场合，他都会感到极度紧张，心率加快、手心出汗，甚至出现恶心和头晕。为了避免这些场合，他常常找借口缺席会议和聚餐。后来哪怕不与同事交流，他也因为担心自己说错话或被他人嘲笑而不愿意在公司办公。无奈之下，刘先生只好辞职重新找了一份可以线上办公的工作。他几乎完全没有了社交活动，也很少外出，不得不外出时，他总是感到无比的恐惧和不安。这种情况已经严重影响了他的正常生活，为了摆脱当前的痛苦，刘先生忍受着强烈的不适来到医院寻求心理医生的帮助。

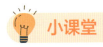

1. 什么是社交焦虑障碍

社交焦虑障碍，也常被称为社交恐惧症，是一种常见的焦虑障碍。它主要表现为在社交或表演性情境中，个体对可能受到他人负面评价的强烈恐惧和回避行为。这种恐惧不仅仅是普通的紧张或害羞，而是强烈到影响个体日常生活、工作和人际关系的程度。

社交焦虑障碍的症状表现主要有以下三大类。

（1）心理症状：强烈的恐惧、紧张、不安、对他人负面评价的过度担心等。

（2）生理症状：心率加快、出汗、颤抖、面红、胃部不适、头晕等。

（3）行为症状：回避社交场合、逃避公共场合发言、尽量减少与他人的接触等。

2. 社交焦虑障碍的核心特征有哪些

（1）明显的恐惧或焦虑：个体在社交场合中，或在需要表演或被关注的情境下（例如公开演讲、会议发言或被他人观看等场景）会感到极度恐惧或焦虑，担心自己会被他人负面评价或遭到嘲笑。

（2）过度的回避行为：为了避免这种焦虑或恐惧，个体会尽量回避社交活动或表演性情境，甚至在必要时也会找借口逃避。这种回避行为可能导致个体无法正常参加在校学习、工作会议、社交聚会等。

（3）持续时间长：这种恐惧和回避行为必须持续至少 6 个月，

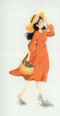
才能诊断为社交焦虑障碍。短暂的紧张或偶尔的社交恐惧并不符合诊断标准。

（4）显著的功能损害：社交焦虑障碍不仅仅是心理上的痛苦，还会对个体的社交能力、职业发展、学业表现等各方面造成严重影响。患者可能会因为害怕与他人接触而失去重要的职业机会，或因逃避社交活动而变得孤立无援。

知识扩展

如何筛查社交焦虑障碍

筛查评估是识别社交焦虑障碍的第一步。通常，专业的心理医生会通过详细的访谈和标准化的量表来进行评估。常用的自我评估筛查工具包括社交恐惧症量表（Social Phobia Inventory，SPIN）、社交回避及苦恼量表（Social Avoidance and Distress Scale，SADS），以及Liebowitz社交焦虑量表（Liebowitz Social Anxiety Scale，LSAS）等。这些工具可以帮助评估个体在社交场合中的焦虑程度和回避行为。此外，医生还会详细询问患者的病史、症状持续时间及其对生活的影响，以确保诊断的准确性。

情绪就像过山车，这是病吗

林小姐就职于一家创意公司多年，能力出众、性格开朗。

最近接手了一个重要项目，她的情绪波动很明显。项目顺利时，林小姐就会表现得异常兴奋，她感觉自己精力充沛，脑内不断涌现出大量的创意灵感，甚至深夜也能滔滔不绝地和同事讨论工作，对项目前景充满乐观。但一段时间后，在某次遇到挫折时，林小姐的情绪急转直下，对工作生活失去兴趣，还觉得自己一无是处，夜里思绪烦乱难以入睡，整日极度疲惫。她的朋友注意到她的变化，决定帮助她。

 小课堂

1. 情绪波动异于往常是病吗

情绪波动是一种正常的生理现象，反映了人们内心世界的变化，不应被视为病态，更不能将情绪波动这一症状作为双相情感障碍（又称"双相障碍"）诊断的唯一标准。大多数人的情绪会经历正常的起伏，正常情况下情绪应保持一个动态平衡过程，应随着时间和环境的变化而变化，不应无诱因地过快波动，也不应停滞在某一时刻。如若情绪起伏范围大于正常且长时间表现出极端特征，同时合并多项症状如睡眠障碍、体重变化、食欲变化等，严重影响到日常生活，则可能需要专业的心理健康支持。

2. 情绪波动如何自我调整

首先，无论是双相情感障碍还是正常的情绪起伏，我们都应以健康有序的生活为目标做出自我调整。一些日常活动，如瑜伽、散步、冥想或与人交谈，不仅能帮助回顾自己的感受，还能及时地向外界反馈，从而使朋友和家人能更好地了解你当前的情绪状态。其次，应主动寻找压力源，调整自身心态并寻求外界帮助，避免过度压力。与此同时，良好的生活方式对情绪管理至关重要，比如规律

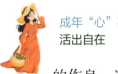
的作息、适当的运动、健康的饮食习惯，避免滥用刺激性物质如咖啡因和乙醇，这些均有助于保持情绪的平衡和稳定。

 知识扩展

双相情感障碍会有哪些危害

双相情感障碍的危害主要体现在身体健康、社会功能、经济负担三个方面。首先，疾病不仅在情绪方面主要表现为患者在躁狂（或轻躁狂）和抑郁之间的反复切换，还多会伴有饮食、睡眠的紊乱，药物依赖、滥用甚至自杀等高风险行为，这些都会加重身体负担，带来其他如心血管疾病、肥胖、糖尿病等健康问题。曾有一项全国性研究显示，38% 的双相情感障碍患者死于心血管疾病，其患脑血管疾病、冠心病和急性心肌梗死的风险是健康人的两倍。其次，躁狂期可能出现的欠理智言行以及抑郁期可能导致的懒惰和低效，可能会使患者遭遇包括家庭、朋友、同事同学的误解、否定，严重影响患者的工作学习等社会功能。与此同时，疾病带来的医药费增加、工作生活能力下降，都可能会为患者和家庭带来沉重的经济压力。及时的诊断、专业的药物治疗及心理支持治疗对于管理双相情感障碍的症状和减轻其危害至关重要。

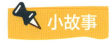 **小故事** **凡高与双相情感障碍的故事——天赋与苦难**

画家凡高在西方艺术史上极具影响力，但他一生却饱受双相情感障碍的折磨。双相情感障碍是一种使人在极端躁狂和极度抑郁之

间波动的疾病，凡高的创作生涯恰恰展现了这种极端强烈的情感起伏。躁狂阶段，他灵感奔涌，《星夜》《向日葵》等作品的诞生集中于这一阶段，这些画作均是在极短时间内完成，以鲜明的色彩及大胆的构图为特点，超越纸张和年代给人以生命的力量。然而，在抑郁阶段，凡高则会陷入深深的孤独低落中，甚至曾多次尝试自残。他于 37 岁自杀，结束了他天赋与苦难并存的一生。每年的 3 月 30 日既是凡高的生日，也是世界双相情感障碍日，目的是引导人们正视疾病，减轻歧视。除了凡高，很多历史名人也曾罹患双相情感障碍，它也因此被某些人称为天才病。但很多患者故事告诉我们，疾病不一定会带来天赋，即使有些人有天赋，但躁狂期的冲动甚至危险决策，抑郁期丧失动力及希望的极度痛苦，都会严重损害一个人的健康与生活。将疾病贴上"天才"这一浪漫化标签，极有可能会忽视患者所承受的痛苦，忽视积极治疗疾病和社会支持的重要性。

停不下来的想法，这是怎么回事

一个阳光明媚的周末，小王被朋友们叫去公园野餐。大家选中了一块干净整洁、被打理得很漂亮的草地，不约而同地在草坪上铺好了野餐垫坐下，纷纷拿出提前准备好的三明治、汉堡、蛋糕、烤肉拼盘、水果拼盘等各种美味的食物，一边聊天一边准备开动。这时，小王独自跑开了，几分钟后拎着一个塑料小凳子回来。大家都盘腿围坐在野餐垫上，只有小王一个人

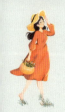

端正地坐在小凳子上，还时不时检查着脚下周围的草地，似乎是在确认什么。小美询问小王，小王不好意思地表示自己很担心地上会有狗狗的粪便或者尿液，会让自己被传染狂犬病毒或者其他病毒。她自己心里也知道这样的小心谨慎是多余的，常常也想忍住不去检查，但是这样脑子里的想法就会打架，一边想要检查，一边强忍着不动，势均力敌，没完没了，让她苦不堪言。

 小课堂

1. 什么是强迫症

强迫症（obsessive-compulsive disorder，OCD）是一种常见的心理障碍，其主要特征是强迫观念（obsessional idea）和强迫行为（compulsion）。

（1）强迫观念：是反复出现的、不受控制的、令人不安的想法、图像或冲动。常见的强迫观念包括对污染的恐惧，对自己或他人造成伤害的恐惧，以及不合时宜的性或宗教想法等。

（2）强迫行为：是为了减轻强迫观念带来的焦虑而反复进行的行为或心理活动。尽管这些行为通常与防止某些事件发生没有实际关联，但个体仍感到必须进行。常见的强迫行为包括过度清洁、反复检查等。

强迫症患者通常知道他们的强迫观念和行为是非理性的或过度的，但却无法控制，这会导致显著的痛苦，并影响日常生活功能。在全球范围内，强迫症的患病人数在总人口中占2%~3%，各国的患病率大致相同。

2. 强迫症患者常见的表现都有哪些

强迫症患者的表现类型多种多样，但通常可以归纳为以下几种常见的类型。

（1）清洁和污染型：因为害怕自己或他人被污染或感染，担心接触到污物、细菌、病毒等，因此反复洗手、清洁物品、避免接触某些物品或环境。

（2）检查型：因为担心自己可能犯错、疏忽或引发危险，如火灾、盗窃等，因此反复检查门窗是否锁好、电器是否关掉、文件是否妥善保存等。

（3）对称和秩序型：因为对物品的排列和对称性有强烈需求，觉得某些事情必须对称或整齐，所以反复整理物品，使其对称或整齐，重复某些动作直到"感觉正确"为止。

（4）担心伤害型：因为有关于伤害自己或他人、不合时宜的性或宗教想法，尽管这些想法与个人意愿相违背，但为了压抑或中和这些想法而进行某些重复性行为或心理活动，如祈祷、反复思考某些问题等。

（5）计数和重复型：因为觉得必须按照某种数字或次数来做事，否则会发生不好的事情，因此反复计数、重复某些动作一定次数，如走路时必须按某种步数走，重复某个动作直到"感觉对了"为止。

每个患者的具体表现可能有所不同，但以上类型是最常见的强迫症表现。强迫症是一种需要长期管理的慢性疾病，但通过有效的治疗，患者可以过上不痛苦的生活。

3. 强迫症患者的症状循环图解

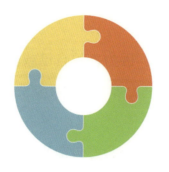

04. 暂时缓解
完成强迫行为后暂时感到缓解，但这种缓解是短暂的，循环会再次开始

01. 强迫思维
反复出现的、不受控制的、令人不安的想法或冲动

03. 强迫行为
为了减轻焦虑而进行的重复性行为或心理活动

02. 焦虑
由于强迫观念带来的强烈焦虑或不适感

强迫症患者的症状循环图

 知 识 扩 展

1. 强迫症究竟是什么原因导致的

强迫症的确切原因尚不完全清楚，但通常认为与遗传、神经学、行为、认知和环境因素有关。脑成像研究显示，强迫症患者的大脑某些区域在结构和功能上存在差异。

2. 强迫思维和强迫行为又出现了，我应该去抵抗吗

对于强迫症患者来说，出现抵抗的反强迫思维，或者强迫行为是常见的症状表现，这恰恰会导致症状反复持续。治疗过程中的一个重要部分就是让患者学会不抵抗，但需要在专业指导下进行。

如果您认为自己可能患有强迫症，那么建议您及时寻求专业帮助，让精神科医生帮助您判断是否符合强迫症的诊断。医生还可以评估你的症状，并制订适合你的治疗计划。强迫症的治疗是一个长期的过程，重要的是要有耐心，请尽快咨询心理健康专业人员，他们将为您提供最合适的帮助和指导。

明明是身体不适，为何要看精神科

　　李婷（化名）从小敏感，容易感到焦虑，她会关心每一个家人的身体健康，包括自己。所以每当她感到身体不适时，就会陷入深深的焦虑。她频繁地前往医院，进行各种检查，希望能够得到一个明确答案以缓解焦虑。但每一次，医生的诊断都是：没有器质性病变。不过这些检查的正常结果并未缓解她的担忧，她仍然时不时地要到医院去找不同的医生反复确认。有一天上班时，李婷突然感到一阵剧烈的头痛，她几乎无法站立，同事们将她送往附近的医院看急诊，并进行了全面检查，但结果跟以前差不多。医生告诉李婷，她的头痛可能是由心理压力过大导致的躯体反应，建议到精神科就诊。

 小课堂

1. 什么是躯体形式障碍

　　躯体形式障碍是一种心理健康问题，主要特征为多种多样、反复出现、时常变化的躯体症状。仔细探究这些症状，它们很可能是由心理应激引起的不快心情转化而来，患者可能会体验到诸如疼痛、麻木、消化不适等多种躯体不适，但往往这些不适都是主观感知，而非真正的器质性病变。躯体形式障碍的患者常常伴随着明显的焦虑和抑郁情绪，且对医生的解释和保证持怀疑态度。在到心理科就诊之前，患者的症状往往已存在数年。大多数患者已有过与各个医疗机构长期接触的复杂经历，其间曾进行过多次检查，没有发现阳性结果。

2. 躯体形式障碍有何种表现

躯体形式障碍的表现多种多样，常常会随着患者的心理及情绪变化，包括但不限于以下几种情况。

（1）疼痛：患者可能会感到身体各部位出现疼痛，如头痛、背痛、关节痛等，且疼痛性质难以描述，常伴随着持续的紧张感和恐惧。但是这些疼痛究竟是由躯体的生理因素导致的，还是由心理上的痛苦冲突导致的，患者自己常常也区分不清楚。

（2）麻木或感觉异常：患者可能会感到身体某些部位出现麻木、刺痛、蚁走感等异常感觉，而这些感觉并不符合常规的神经损伤表现。

（3）胃肠道不适：如恶心、呕吐、腹胀、腹痛等，患者可能会频繁就医，但经过检查并未发现明显的器质性病变。

（4）呼吸困难：患者可能会感到呼吸困难，甚至出现窒息感，但经过检查并未发现呼吸系统存在异常。

（5）假性神经系统症状：如晕厥、抽搐、肢体瘫痪等，这些表现与真实的神经系统疾病相似，但经过神经科医生的评估后并未发现神经系统的器质性病变。

知识扩展

1. 躯体形式障碍的成因

躯体形式障碍的成因目前尚不完全清楚，但研究表明多种因素可能共同导致该疾病的发生。

（1）心理因素：躯体形式障碍患者常常伴随着焦虑、抑郁等情绪问题。这些情绪问题可能导致患者对身体的感知产生偏差，将正常的生理反应过度解读为疾病症状。

（2）生物学因素：遗传和环境因素可能对躯体形式障碍的发生产生影响。一些研究表明，躯体形式障碍可能与大脑中的神经递质失衡有关，特别是与调节情绪、疼痛和感知的化学物质有关。

（3）童年经历：一些患者在童年时期可能经历过身体或情感上的创伤，这些经历可能导致他们对身体的感知觉和认知反应发生不协调的影响，进而发展为躯体形式障碍。

（4）社会文化因素：在有些文化背景中，对身体健康的过度关注，对身体反应的过度不恰当解读，以及对疾病的恐惧可能使人们更容易出现躯体形式障碍的症状。

2. 躯体形式障碍的治疗

治疗躯体形式障碍需要医生仔细评估患者的症状，进行综合治疗，包括心理治疗、药物治疗等。心理治疗旨在帮助患者调整错误的身体感知，缓解焦虑情绪，并提高他们的生活质量。药物治疗可能包括抗抑郁药、抗焦虑药等，用于缓解患者的症状和改善情绪状态。

 误区解读

躯体形式障碍患者是在装病

躯体形式障碍与装病从目的、表现上均有差异。躯体形式障碍

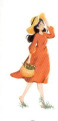

患者真实地感受到躯体不适，希望得到确切的疾病诊断并得到治疗。但装病的人则是为了获得某种利益或逃避责任虚构自己的疾病情况，并故意表现出痛苦。医生会通过详细的病史询问、心理测试和体格检查，观察患者的行为模式、情绪反应、求治态度来区分两者。

面对躯体形式障碍患者消散不去的满面愁容，家人朋友应予以充分理解，鼓励其前往精神科就诊。

答案：1. D；2. C；3. ×

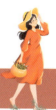

健康知识小擂台

单选题：

1. 下面哪个不属于记忆力减退的常见原因（   ）

    A. 压力过大　　　　　B. 睡眠不足

    C. 老年期痴呆　　　　D. 营养过剩

2. 强迫症的成因通常被认为是以下哪种（   ）

    A. 单一的环境因素

    B. 仅仅是遗传因素

    C. 遗传、神经学、行为、认知和环境因素的组合

    D. 饮食和睡眠习惯

判断题：

3. 躯体形式障碍是一种由明确的器质性病变引起的疾病。（   ）

这是病了吗

自测题

（答案见上页）

寻求帮助
有技巧

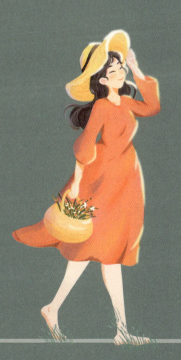

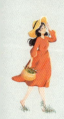

　　求助意味着要和别人沟通，要麻烦别人甚至是暴露自己的脆弱或问题，这些都会让求助者感到难堪或紧张不安，严重的甚至会出现明显的身体不适。不像吃饭、睡觉等生理行为是我们与生俱来的本能，求助则是一种需要学习的能力。而且对于有精神心理问题的求助者来说，学会主动求助不仅是一项必备的技能，也是迈向疾病治疗康复的第一步。本章将围绕寻求帮助的技巧展开，包括什么情况下该去寻求专业帮助？看医生前要做什么准备？精神科都有哪些治疗方法？精神疾病能治好吗？抗精神病药到底能不能吃？如何更安全地使用镇静催眠药？心理治疗真的有用吗？帮助我们消除对寻求帮助的常见认识误区。

出现什么情况，我们该去寻求专业帮助

　　阿毅最近工作压力越来越大，他觉得自己内心对生活与工作的热情正在极速地消退，就像风中的残烛一般，随时都有可能熄灭。之前在工作上遇到困难时，他和朋友们聊聊天，喝喝酒，打打麻将；抑或是回到家看到老婆孩子，疲惫感就会顿时瓦解。但是这次好像不一样……无论老婆和朋友们如何劝导和开解，阿毅的内心始终无法恢复那份热情。就好比一个破碎的杯子，无论怎么往里面倒水，永远都无法倒满。这样的感觉让阿毅感到恐惧，甚至有些绝望。

小课堂

1. 哪些情况需要专业的心理健康帮助

寻求专业的心理健康帮助是一种积极的生活态度，是勇于面对困难和挑战，寻找解决方案的自我成长和自我认知。当我们面对心理状态、人际关系、职业发展、教育和学习等方面任何涉及心理健康的问题都可以主动寻求帮助。但人们往往不清楚什么情况下必须接受专业的帮助。每个人都有自己的性格特点，也有各自解决问题的方式。大多数情况下，当我们遇到困难完全可以通过自我调节，或者家人、朋友、团队的支持等得以解决。但当我们的自我调节失灵，家人和朋友们的帮助也无济于事时，说明我们遇到的困难已超出自我调节的范畴，此时就需要寻求专业的帮助。

2. 哪里可以获得专业的心理健康帮助

能够提供专业的心理健康服务的机构和部门很多，包括精神专科机构／医院、综合医院的精神心理科、专业的社会心理健康服务机构，以及各种在线心理健康服务和心理热线、危机干预热线等。这些专业资源各有所长，也各有所短，求助者可根据自身问题的特点选择合适的求助机构。如果不知如何选择，可以考虑先去精神专科机构／医院进行咨询及全面评估检查，再选择合适的诊疗机构。

知识扩展

如何判断是否有疾病自知力

主动寻求专业帮助的前提是能认识到自己有问题。自知力是自

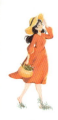

我判断心理状态和生理状态的能力，又称内省力和领悟力。一般而言，我们可以从四个层面去判断一个人对疾病的自知力是否完整：①能否认识到自己有病；②能否描述自己的疾病表现；③是否有主动求治的愿望；④能否配合治疗。

你会求助吗

 误区解读

抑郁症被比作心灵感冒，那么不用求治自己也能好起来

这不完全正确。抑郁症是一种疾病，有严格的精神医学诊断标准，精神科医生根据患者的临床表现，依据症状学、病程及严重程度标准进行全面分析与鉴别诊断后，方可明确诊断。抑郁症具有复杂的生物学、心理社会因素，一旦诊断为抑郁症，就需要接受专业的医学治疗。如果不及时治疗，病情不仅不会自然缓解，还会导致一系列不良后果，如对于认知功能的影响就会随着病情的迁延、反复发作而逐步加重，治疗效果更差。因此，抑郁症不是普通的情绪不好，不能简单地把抑郁症看成心灵感冒，认为它像感冒一样能自愈而不去治疗，听之任之只会加重症状，导致更多的不良后果，严重影响工作与生活。

看医生前，要做什么准备

　　小毛正在上大三，平时住校。有一天晚上，小毛的父母接到班主任的电话，说他在学校突然表现得非常奇怪，莫名地兴奋、胡言乱语、激动烦躁，甚至和多位同学发生了冲突，老师让父母带孩子去看看病。小毛父母听了之后非常着急，连夜就把小毛带去了精神卫生中心急诊就诊。当医生问小毛父母病情时，他们却一问三不知，不清楚发生了什么事儿，他们称小毛一直都很正常，之前未发现他有任何奇怪言行。小毛在诊室兴奋地乱说话，自顾自讲话，无法和医生进行有效的交流和沟通，幸好有老师在场，补充了许多小毛在学校的情况。

 小课堂

1. 初次看精神心理科医生，需要准备哪些病历资料

　　由于就医时间有限，如何良好、高效地沟通，让医生准确了解您的病情很重要。首先，需要整理详细的病历资料，包括既往的病历、检查报告等，资料越详细越好，如果病史资料太多，可按时间顺序分门别类进行初步整理，并附目录清单。其次，尝试提前把自己的病史进行总结，把自己的病史及主要问题描述清楚，避免重复、不得要领。这样可帮助医生尽快了解您既往就诊与治疗情况，节省宝贵的就诊时间。最后，事先了解一些相关的疾病健康常识，可以阅读相关专业的科普文章，不要自行给自己戴上各种疾病的帽子。

2. 我性格内向，不善言辞，更不善于与医生交流，该怎么办

首先，要有备而来，可把要说的重点写下来，避免就诊时因为过于紧张而遗漏重要内容。其次，尽量详细客观地描述自己的症状和感受，这样有助于医生做出更加准确的判断。最后，找一位了解你病情的家属或者好友陪同，可让他代替你陈述或者补充情况，以便医生从不同的角度了解信息。对于心理健康问题求助者，尽量能自己陈述病情。对于性格内向的人，虽然说话少，不善言辞，但是自身感受只有当事人自己最清楚，旁人是无法替代的。医生需要通过精神检查来确认求助者是否存在精神心理症状，因此需要与求助者直接沟通交流，这对医生做出正确诊断及制订合理治疗方案至关重要。

知识扩展

如何找到适合自己的医生

随着我国精神卫生事业快速发展，精神卫生服务体系日益完善，每个省（自治区、直辖市）都有省（自治区、直辖市）级精神卫生中心，或在三级综合性医院设置了精神心理科。此外，还有市级、区级的精神卫生专科服务机构。这些专业机构都会有官方网站、官方微信公众号等平台，介绍特色科室、专业领域、专业医生、专业特长等。求助者在看病之前可通过各种途径搜索适合的医院和医生。大多数医疗机构提供了线上预约方式，可进行提前预约，减少求助者等待时间，避免跑冤枉路。

精神科都有哪些治疗方法

　　小李自觉长期工作压力大，逐渐出现情绪低落、兴趣减退、精神萎靡、彻夜难眠等症状。白天，他又因疲惫不堪而在工作上频繁出错，因而感到自责，悲观绝望，他曾尝试药物治疗但症状均没有明显改善，痛苦不堪的他近期一次性服 30 余片催眠药企图自杀，幸被家属及时发现送往医院抢救。经过评估，医生为他定制了药物联合无抽搐性电休克治疗的治疗方案，辅以各类康复及心理治疗促进其社会功能恢复。通过上述综合治疗，小李的症状逐渐得到改善，生活重新恢复了平静与快乐。

 小课堂 • • • • • • • • • • • • • • •

1. **精神科主要有哪些治疗方法**

　　（1）药物治疗：是最常见的精神科治疗方法，药物种类很多，包括抗抑郁药、抗焦虑药、抗精神病药、心境稳定剂、镇静催眠药等。这些药物可以帮助调节患者大脑的化学物质和神经信号从而改善症状。

　　（2）心理治疗：包括精神分析与精神动力学治疗、认知行为治疗、行为治疗、人本主义治疗、家庭治疗、系统式治疗、支持性心理治疗、暗示 - 催眠技术等。这些心理治疗通过帮助患者理解和改变他们的思维和行为模式，来改善症状。

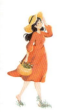

（3）物理治疗：包括电抽搐治疗（目前使用改良电抽搐治疗）、重复经颅磁刺激、经颅直流电刺激、迷走神经刺激、脑深部电刺激、磁抽搐治疗等，这些方法作为药物治疗的补充，用于难治性抑郁症或其他治疗疗效不佳的疾病。

2. 哪些情况可通过心理治疗进行干预

（1）轻度至中度焦虑症和强迫症：对于这些疾病，心理治疗（如认知行为疗法）已被证明是有效的治疗方法。

（2）轻度至中度抑郁症：抑郁症在轻度至中度阶段，可以通过心理治疗，如认知行为疗法或支持性心理治疗进行干预。然而，需要注意的是，在严重的抑郁症患者中，药物治疗和心理治疗的联合可能比任何一种单独的治疗都要好。

（3）人格障碍：人格障碍可单独通过心理治疗进行干预，以改善患者的行为模式、情感表达和人际交往能力。

（4）创伤后应激障碍和冲动控制障碍：这些疾病通常涉及深刻的心理创伤和情绪管理问题，心理治疗如支持性心理治疗、家庭治疗或认知行为疗法可以帮助患者处理这些问题。

（5）当药物治疗存在风险或患者拒绝服药时：对于某些患者，药物治疗可能存在副作用或与其他药物存在相互作用的风险。此外，一些患者可能出于各种原因（如恐惧副作用、对药物的抵触等）拒绝服药。在这些情况下，心理治疗可以作为替代或辅助的治疗方法。

总之，是否服药或仅通过心理治疗进行干预，应根据患者的具体病情、治疗意愿以及专业医生的评估和建议综合考虑而确定。

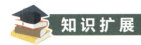

知识扩展

使用精神类药物需要遵循哪些基本原则

（1）个体化药物治疗计划：鉴于不同患者对精神科药物的反应存在差异，需要根据患者情况制订个体化治疗方案，综合考虑患者的性别、年龄、整体健康状况、是否正在服用其他药物、是首次发病还是复发，以及既往对药物的反应等因素，确定选择合适的药物种类及治疗剂量。此外，在治疗过程中需要根据患者用药反应，动态调整药物种类和剂量。

（2）单一用药、足量足疗程治疗：尽量使用单一药物足量足疗程治疗，只有在一种药物无效或不足以控制症状时，才会考虑换药或合并使用其他药物；对于抗精神病药，建议从低剂量开始，逐步调整至最佳疗效所需剂量。

（3）综合评估疗效与安全性：在药物选择过程中，需要全面考虑药物的疗效和安全性。对于病情严重，特别是有兴奋躁动、攻击性或严重的自伤和自杀行为的患者，通常优先考虑使用起效快、镇静作用强的药物。由于精神药物可能会引起多种不良反应，安全性是需要考虑的一个至关重要因素，尤其对于非住院患者首先要考虑其安全性。须密切监测接受精神药物治疗患者的反应，根据疗效和不良反应及时调整药物剂量，并采取相应的处理措施。对于无法耐受不良反应者，应考虑更换药物种类，预防发生严重不良反应，以保证患者良好的治疗依从性。

✕ 误区解读

精神疾病治疗手段越新越好

在精神疾病的治疗中，并不是越新的方法就越好。首先，每种治疗方法都有适合和不适合的患者，就像不同的钥匙开不同的锁，需要医生根据患者的具体情况来选择。其次，新疗法可能存在未知的风险，就像新药需要经过严格测试才能使用一样，新疗法也需要时间验证其安全性和效果。我们不能因为一种方法新就盲目追捧。实际上，许多传统疗法经过长期使用，已经被证明安全有效，仍然是治疗的重要选择。因此，治疗精神疾病不能一味求新，而应该像"量体裁衣"一样，由专业医生根据患者的病情和个人特点，选择最合适的治疗方案。

精神疾病的治疗

精神疾病能治好吗

小王坐在昏暗的房间里，双眼无神地盯着手机屏幕，心里充满了无尽的空虚与绝望。她的内心像被一团黑雾笼罩，无法找到出路。每当夜深人静，抑郁的阴霾便如影随形，让她几乎窒息。家人的话语、朋友的关心，都像远处模糊的声音，触及不到她封闭的心房。直到有一天，她鼓起勇气走进精神科门诊，专业的精神科医师及治疗师用温暖的语言和科学的方法为她指引了一线光明。经过持续的治疗与努力，那团黑雾渐渐散去，她学会了面对内心的恐惧，重新找回了生活的色彩。虽然精神疾病的治疗不容易，但有了正确的治疗和支持，希望永远在前方。

 小课堂

1. **精神疾病是否可以痊愈**

精神疾病是一类复杂的疾病，其治疗和痊愈情况因疾病类型、严重程度、治疗方法等因素而异。一些精神疾病可以通过药物治疗、心理治疗或两者结合的方式得到有效控制，甚至达到临床痊愈的效果，如抑郁症、焦虑症、强迫症等疾病；也有一些精神疾病可能需要长期的治疗和管理，甚至无法完全治愈，例如精神分裂症、双相情感障碍等疾病可能需要终身的治疗和管理。此外，一些精神疾病还存在复发的风险，需要定期地随访和治疗。总之，精神疾病的治疗预后转归存在个体差异，需要根据患者情况制订个体化治疗方案。

2. **影响精神疾病预后的因素有哪些**

精神疾病预后与多种因素相关，主要包括以下几方面。

（1）疾病类型和严重程度：不同的精神疾病有不同的预后。例如，精神分裂症通常预后较差，而焦虑症和抑郁症的预后通常较好。通常疾病越严重，预后越差。

（2）治疗及时性和有效性：早期识别和治疗精神疾病通常会有更好的预后。

（3）个人因素：包括年龄、性别、健康状况、心理弹性、应对压力的能力等，通常未成年起病或老年起病，预后较差，健康状

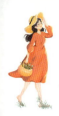

况好、心理弹性强、应对压力的能力强的个体，预后较好。

（4）治疗依从性：越能遵从医嘱、规范治疗，预后越好。

（5）社会支持：包括家庭、朋友、社区等提供的支持。有强大社会支持网络的患者预后通常较好。

（6）经济状况：经济状况良好的患者通常能获得更好的医疗服务，从而预后更好。

（7）遗传因素：有些精神疾病有遗传倾向，有家族史的患者预后可能较差。

（8）生活方式：包括饮食、运动、睡眠等。健康的生活方式有助于改善精神疾病的预后。

 知识扩展

精神疾病包括哪些

国际疾病分类第 11 版（ICD-11）中，常见的精神疾病分 20 大类。

（1）神经发育障碍：智力发育障碍、孤独症谱系障碍、注意缺陷多动障碍、刻板运动障碍等。

（2）精神分裂症和其他原发性精神病性障碍：精神分裂症、分裂情感障碍、急性短暂性精神病性障碍、妄想性障碍等。

（3）紧张症。

（4）心境障碍：心境发作、双相障碍及相关障碍、抑郁障碍。

（5）焦虑及恐惧相关障碍：广泛性焦虑症、惊恐障碍、广场恐惧症、社交焦虑障碍、分离焦虑障碍、选择性缄默症等。

（6）强迫及相关障碍：强迫症、躯体变形障碍、嗅觉牵连障碍、疑病症（健康焦虑障碍）等。

（7）应激相关障碍：创伤后应激障碍、延长哀伤障碍、适应障碍、急性应激反应等。

（8）分离性障碍：分离性神经症状障碍、分离性遗忘症、分离性身份障碍等。

（9）喂养及进食障碍：神经性厌食症、神经性贪食症、暴食障碍等。

（10）排泄障碍：遗尿症、遗粪症。

（11）躯体痛苦及躯体体验障碍：躯体痛苦障碍、身体完整性烦恼等。

（12）物质使用和成瘾行为所致障碍。

（13）冲动控制障碍：纵火狂、偷窃狂、间歇性暴发性障碍等。

（14）破坏性行为障碍或去社会障碍：对立违抗障碍、去社会品行障碍等。

（15）人格障碍及相关人格特质。

（16）性欲倒错障碍：露阴障碍、窥视障碍、恋童障碍、摩擦障碍等。

（17）做作性障碍。

（18）神经认知障碍：谵妄、遗忘、痴呆。

（19）影响归类他处的障碍或疾病的心理行为因素。

（20）与归类他处的障碍或疾病相关的继发性精神行为综合征。

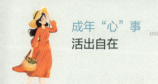
抗精神病药到底能不能吃

  小刘最近工作压力较大，经常一个人熬夜加班。某天夜里她正在单位处理一份紧急工作，突然耳边听到同事们在窃窃私语，说"她怎么干活那么慢，你看她工作效率好低呀"。她环顾了一周发现办公室空无一人。之后每天小刘都会不时听到领导和同事议论她的声音，同事们聚在一起讨论问题，她也认为是在议论她、说她不好等，并因此和同事发生了多次冲突。在单位的劝说下，家人带小刘来医院看病。医生评估后建议她服用抗精神病药。然而，小刘及家人犹豫不决，她认为自己没有病，不需要吃药，家人则担心药物副作用大，会把人吃傻。然而，随着时间的推移，她的症状越来越严重，根本无法正常工作。最后，她终于听从医生建议尝试了药物治疗。一年后，她耳边的声音越来越少，也不再怀疑同事们议论她，并逐步回到了自己的工作岗位。

 小课堂

1. 抗精神病药的种类有哪些

  抗精神病药主要分以下两类。

  （1）经典抗精神病药：这类药物主要作用于中脑边缘系统的多巴胺 D_2 受体，具有较好的疗效，但不良反应也较明显。经典抗精神病药包括氯丙嗪、奋乃静、三氟拉嗪、氟奋乃静、氟哌啶醇、硫利达嗪、五氟利多、舒必利等。

（2）新型抗精神病药：这类药物对中脑边缘系统的作用选择性较强，多数对多巴胺系统作用较弱，对5-羟色胺系统作用较强，较少发生锥体外系不良反应，在临床上，此类药物包括氯氮平、奥氮平、阿立哌唑、齐拉西酮、喹硫平、利培酮等。不同的药物适应证和不良反应不同，需要根据患者的具体情况来选择最合适的治疗方案。

2. 抗精神病药使用的适应证和禁忌证有哪些

抗精神病药主要用于治疗精神分裂症，预防其复发，并能有效控制躁狂发作。此外，对于其他伴有精神病性症状的精神障碍，抗精神病药同样具有良好的治疗效果。然而，抗精神病药并非适用于所有患者。首先，对于患有严重心血管疾病、肝脏疾病、肾脏疾病或全身感染的患者，由于其身体状况较差，使用抗精神病药可能会增加额外风险，需要慎用或禁用此类药物。其次，对存在甲状腺功能减退、肾上腺皮质功能减退、重症肌无力、闭角型青光眼以及既往同种药物过敏史的患者，也应避免使用该类药物，以防潜在的不良反应。在特殊情况下，如重症监护条件下，可以根据患者的具体情况，酌情谨慎使用抗精神病药。最后，白细胞过低、老年人、孕妇和哺乳期女性等人群在使用抗精神病药时也应特别谨慎，因为他们的身体状况较为特殊，可能更容易受到药物不良反应的影响。为了确保用药的安全性和有效性，每一位患者在接受抗精神病药治疗时，都应仔细参照药品说明书中的禁忌证和注意事项，并在医生的指导下用药。

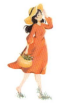

知识扩展

抗精神病药可能出现的不良反应有哪些

（1）锥体外系反应：急性肌张力障碍，表现为脖子后扭、张口困难、吐舌等；帕金森综合征，包括面部表情僵硬、震颤、肌肉僵硬、说话不清等；静坐不能，患者感到内心焦躁不安，需要不断移动身体以缓解不适；迟发性运动障碍，主要表现为面部、肢体不自主运动。

（2）代谢综合征：体重增加、糖代谢异常、高血脂、高胆固醇血症。

（3）内分泌系统紊乱：催乳素升高，可能导致闭经、溢乳等症状；月经紊乱；性激素水平异常等。

（4）心血管系统的不良反应：心律失常、心动过缓、心动过速，体位性低血压。

（5）神经抑制，导致过度镇静，表现为嗜睡、昏昏沉沉等。

（6）口水增多。

（7）自主神经系统不良反应：抗胆碱能药副作用导致口干、视物模糊、便秘、排尿困难等。

（8）肝脏损害。

（9）血液系统损害：可能导致血液中白细胞数量下降。

（10）皮肤过敏反应。

（11）药源性焦虑、抑郁。

误区解读

抗精神病药会让人越吃越傻

　　这是一个常见的误解。首先，需要明确的是，抗精神病药的主要作用是通过调节大脑功能而起到治疗精神疾病的作用，它们并不会对脑组织本身造成实质性的损害；其次，抗精神病药的确可能会产生一些不良反应，在一定程度上影响患者的认知功能，例如记忆力减退、注意力不集中、思维迟缓等，但是这些不良反应通常是可逆的，一旦停用药物，认知功能会逐渐恢复。最后，并非所有患者都会出现不良反应，其程度和持续时间也因人而异，多数患者能耐受。值得注意的是，抗精神病药对于控制精神病症状非常重要，不应轻易停药或减少剂量。如影响了认知功能，应该及时告知医生，寻求专业建议，医生会综合评估后调整药物剂量或更换其他药物，以减轻不良反应并保持病情稳定。

怎样吃镇静药、催眠药更安全

　　赵阿姨是一位72岁的退休老年人，自从老伴去世后，就开始感到孤独和难以入睡。她开始使用催眠药来帮助改善睡眠，初期确实能较快入眠。但随着时间的推移，赵阿姨发现自己越来越依赖这些药物，如果不用药物就无法入睡，于是逐渐增加了剂量。直到有一天，她试图自行停药，却出现了严重的戒断症状。这时，她才意识到自己可能已经对这些药物产生了

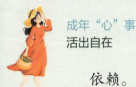

依赖。感到不安的赵阿姨决定到专业的成瘾医学门诊治疗，在成瘾医学专家的指导下，她开始了减药过程，并通过参与支持性团体，学到了许多放松技巧和自我调整的方法。经过近一年的努力，赵阿姨的睡眠逐渐改善，她学会了如何更健康地应对孤独和失眠的技能。

 小课堂

1. **常见的镇静药、催眠药有哪几种**

（1）苯二氮䓬类药物：包括劳拉西泮、阿普唑仑、艾司唑仑、氯硝西泮等，常用于治疗焦虑障碍和失眠。

（2）非苯二氮䓬类药物：如扎来普隆、佐匹克隆，与苯二氮䓬类药物作用相似，但化学结构不同，用于治疗失眠。

（3）褪黑素受体激动剂：如阿戈美拉丁、雷美替胺，模拟褪黑素的作用，有助于调整睡眠周期。

（4）抗焦虑药和抗抑郁药：某些抗抑郁药如多塞平、阿米替林、曲唑酮、米氮平等，有时用于焦虑抑郁伴发的失眠问题。

（5）抗精神病药：如奥氮平、喹硫平等，在低剂量时有时也用于治疗严重失眠和精神疾病相关睡眠问题。

2. **镇静药、催眠药有哪些不良反应和注意事项**

常见的镇静药、催眠药的不良反应包括：①嗜睡和乏力；②记忆力和注意力下降；③反应迟钝；④依赖性和戒断症状，擅自停药会出现戒断症状，如焦虑、失眠、颤抖等；⑤呼吸抑制，特别是在高剂量或与其他药物同时使用时；⑥消化系统副作用如恶心、呕吐、腹泻等。

注意事项：非苯二氮䓬类药物副作用较轻，如头痛、嗜睡等，但需要注意震颤、站立不稳等情况。肌无力、肝肾功能不全者应调整剂量，服药期间禁酒，连续用药时间不宜过长，突然停药可引起停药综合征，服药后不宜操作机械及驾车。孕期女性慎用，哺乳期女性不宜使用。非苯二氮䓬类药物与苯二氮䓬类药物同服可能增加戒断综合征风险。

 知识扩展

1. 镇静药、催眠药依赖的危险因素有哪些

镇静药、催眠药依赖的危险因素包括：持续使用时间比较长；高剂量使用；使用短效苯二氮䓬类药物；具有成瘾性人格特点和滥用倾向人群；出现明显戒断症状，多数个体在较短时间服用后停药并不会出现明显的戒断症状，但既往成瘾者或有家族史者服用治疗剂量的药物1~3个月后突然停药，有可能出现严重戒断反应甚至抽搐。这些因素可能增加患者对镇静药、催眠药的依赖风险，因此需要谨慎使用并遵循医生的建议。

2. 什么是镇静药、催眠药的戒断反应

戒断反应是指持续较长时间使用镇静药、催眠药后，突然停药或减药引起的一系列生理心理综合征，严重时可危及生命。镇静药、催眠药的戒断反应常常包括以下几种。

（1）焦虑症状：表现为不安、易激惹、出汗、震颤和睡眠障碍。

（2）感知觉改变：可能经历人格/现实解体、感觉过敏，以及

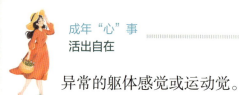

异常的躯体感觉或运动觉。

（3）其他较少见的症状：如抑郁、抽搐、谵妄，这些通常在服用剂量高、突然停药后出现。

特别要注意的是，由于镇静药、催眠药最初是用来治疗焦虑、失眠等症状，其戒断症状与原有症状相似。因此，在减少药物剂量或停药后，需要仔细区分新出现的症状是由于戒断引起还是疾病的复发或加重。误将戒断症状视为疾病症状可能导致对依赖性药物的进一步依赖。药物半衰期短且对苯二氮䓬类受体作用强的药物更可能导致严重的戒断症状。

 误区解读

镇静药、催眠药想停就停，不会有什么不良影响

停用镇静药、催眠药，不可急刹，需要谨慎逐渐减量。停用镇静药、催眠药时，患者会出现病理性戒断症状。别小看这些反应，它们可能会让你非常难受。为预防撤药反应，建议减药或停药时要遵循小步慢走、先快后慢的原则，就是逐渐减少药物剂量，让机体慢慢适应。

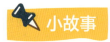 **小故事**　苯二氮䓬类药物诞生的故事——天使与恶魔

在 20 世纪中叶，苯二氮䓬类药物就像天使一样，被广泛用于缓解焦虑和压力。美国报纸称这类药物为社会进行"松绑"，使人们能以更轻松的心态对待药物使用。同时，滚石乐队的歌曲 *Mother's*

Little Helper 中提到的黄色小药丸即指地西泮，反映了这类药物在家庭中的普遍使用。然而，正如天使总是与恶魔相伴，这些看似救赎的药物也隐藏着阴暗的一面：使用药物更易产生依赖和认知损害，严重影响生活质量，也使患者闻之色变。这种依赖甚至引发了对社会用药心态和药物长期影响的担忧。因此，在使用这些药物时，我们应该小心谨慎，明辨是非，避免滥用。

聊一聊就能好，心理咨询／心理治疗真的有用吗

黄姐最近有好几次突然出现心悸、胸闷、手抖……每次发作的时候都感觉自己好像是要死掉了！她对此非常害怕，综合医院内外科检查却一切正常。内科医生怀疑她是心理疾病，建议她去心理科就诊，被诊断为惊恐发作。心理科医生建议她用抗焦虑药物结合心理治疗。"心理治疗是怎么做呀？"黄姐问。医生说："就是通过谈话的方式帮你解决心理困扰，减轻焦虑和恐惧情绪。"黄姐更纳闷了："难道聊聊天就能把我这病治了？"

 小课堂

1. 心理咨询／心理治疗是如何起效的

心理咨询与心理治疗虽然对象、内容和目标有所不同，但是二者没有本质区别，采用的理论和方法具有相通性，实际工作中很难

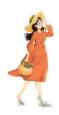
截然分开。心理咨询/心理治疗是通过构建一个安全的环境，让来访者可以自由地表达和探索内心世界，去认识自身情绪处理、行为应对、人际互动的模式，改变其适应不良或者过度僵化的模式，更好地适应环境或实现自身的目标。心理咨询/心理治疗中稳定的设置带来的安全感、被倾听和被理解会减轻心理压力和改善不良情绪，咨询师/治疗师与来访者之间的良好治疗关系可帮助来访者认识和反思自身的人际模式，学会新的应对方式等，这些都是心理咨询/心理治疗起效的因素。

2. 心理治疗和朋友聊天有什么不一样

朋友之间的聊天，很多时候也让我们感觉放松和愉快。但在很多时候并不能代替心理咨询或心理治疗。因为朋友并没有心理咨询/心理治疗所需的专业知识、技巧和经验，所以无法提供治疗心理疾病所需要的帮助。另一方面，朋友聊天和心理咨询/心理治疗在设置、关注点、目的等方面都有很大的差别，这也使得我们在聊天和心理咨询/心理治疗中所展现的和感受到的内容很不一样。心理咨询/心理治疗中，稳定的设置和保密原则、治疗师中立的立场和对来访者无条件的积极关注可以构建一个安全的环境。在这样的环境里，咨询师/治疗师和来访者达成共同的咨询或治疗目标，来访者不用承担其他的责任，也不用为其他事分心，二者存在明显的区别。

心理咨询/心理治疗与朋友聊天的区别

项目	心理咨询/心理治疗	朋友聊天
设置	时间、地点固定，需要付费	随意、免费
保密性	遵守保密原则	视情况而定

项目	心理咨询 / 心理治疗	朋友聊天
关注点	来访者	双方
立场	中立	有各自的三观,可能会进行评判
目的	达成咨询 / 治疗目标	拉近彼此关系、获得快乐、现实的目的……
对方背景	有心理咨询 / 心理治疗的知识和经验	生活经验

 知识扩展

心理咨询 / 心理治疗主要有哪些形式

心理咨询 / 心理治疗一般根据参与对象和人数的不同,可以分为个别咨询 / 治疗、团体咨询 / 治疗、家庭咨询 / 治疗、夫妻和伴侣咨询 / 治疗。

(1)个别咨询 / 治疗:这是最常见的形式,咨询师或治疗师和来访者进行一对一的谈话咨询或治疗。这种方式中,来访者获得咨询师 / 治疗师全部的关注,有助于更快速有效地对心理问题进行深入的探讨。

(2)团体咨询 / 治疗:多名来访者在咨询师 / 治疗师的带领下,共同接受咨询 / 治疗。通过彼此间的互动与反馈,也可能通过讨论共同的困难,共同学习新的应对方法来解决心理问题。这样的方式有助于参与者减轻孤独感和病耻感,通过帮助他人获得价值感。通过与不同的团体成员进行互动,也可能有助于更全面地了解自己内心的人际模型。

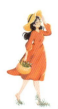
（3）家庭咨询/治疗：整个家庭，或者多个家庭成员一起接受咨询或治疗。其优势在于能够关注整个家庭的需求，直接呈现家庭的互动模式，有助于解决家庭内部的冲突和问题，增强家庭的功能。针对儿童和青少年的心理咨询或心理治疗，常常会推荐这种形式。这是因为儿童和青少年并没有完全独立，往往受到家庭很大的影响，也很需要父母或者其他成人为他们提供帮助。

（4）夫妻和伴侣咨询/治疗：夫妻或者伴侣一同接受心理咨询/心理治疗。主要处理婚姻关系，伴侣沟通、亲密关系等问题。

 误区解读

心理咨询/心理治疗一定让来访者舒服和开心

不一定，很多有效的心理咨询或心理治疗过程往往包含着痛苦的体验，这是因为在心理咨询/心理治疗中，我们常常需要面对自己的内心深处，真实地面对自己可能会带来种种负面情绪。正视那些曾经被忽视或压抑的情感和问题，这种面对和揭示有时会带来痛苦，因为我们可能会重新体验那些不愉快的经历。但正是通过这种面对，我们才能真正地开始自我疗愈。

在心理咨询/心理治疗过程中，来访者可能会经历各种情绪波动。有时你会感到释然和轻松，有时又会感到困惑和痛苦。这是正常的，因为我们在探索和解决心理问题的过程中，情感是非常复杂和多变的。重要的是，我们能够在咨询师/治疗师的支持下，逐步走出困境。

心理咨询的一个重要目标是促进个人的成长和改变。然而，改变并不是一件容易的事。改变本身就意味着离开自己熟悉且安全的领域，踏入一个未知且充满不确定性的新世界。这个过程类似于从一个温暖舒适的家出发，进入一个充满未知挑战和可能性的森林。它需要我们打破旧有的习惯和思维模式，建立新的生活方式和应对机制。这一过程可能会伴随着焦虑、迷茫和恐惧，但这正是成长的必经之路。

答案：1. D；2. C；3. ×

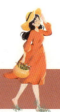

健康知识小擂台

单选题：

1. 遇到困难时哪种解决方式不合理（　　）

    A. 主动自我调节　　　　B. 寻求家人支持

    C. 寻求朋友支持　　　　D. 回避否认问题

2. 下面找医生的渠道哪项是错误的（　　）

    A. 精神卫生中心　　　　B. 综合性医院精神心理科

    C. 小广告　　　　　　　D. 互联网医院

判断题：

3. 服用 2 年镇静药、催眠药后睡眠好转，可以立刻停用镇静药、催眠药。（　　）

寻求帮助有技巧

自测题

（答案见上页）